王辉武 著

心病條辨

中国中医药出版社
·北京·

图书在版编目（CIP）数据

心病条辨 / 王辉武著 . —北京：中国中医药出版社，2019.4（2019.11重印）

ISBN 978-7-5132-4352-0

Ⅰ . ①心… Ⅱ . ①王… Ⅲ . ①心病辨证 Ⅳ . ① R241.5

中国版本图书馆 CIP 数据核字（2019）第 037583 号

中国中医药出版社出版

北京经济技术开发区科创十三街 31 号院二区 8 号楼

邮政编码 100176

传真 010-64405750

保定市中画美凯印刷有限公司印刷

各地新华书店经销

开本 787×1092 1/16 印张 16.75 字数 242 千字

2019 年 4 月第 1 版 2019 年 11 月第 2 次印刷

书号 ISBN 978 - 7 - 5132 - 4352 - 0

定价 89.00 元

网址 www.cptcm.com

社 长 热 线 010-64405720

购 书 热 线 010-89535836

维 权 打 假 010-64405753

微信服务号 zgzyycbs

微商城网址 https://kdt.im/LIdUGr

官 方 微 博 http://e.weibo.com/cptcm

天猫旗舰店网址 https://zgzyycbs.tmall.com

如有印装质量问题请与本社出版部联系（010-64405510）

五臟六腑
心為之主

靈樞師傳川 丁酉秋日

二〇一七年九月 橋月安醫

主不明则十二官危，使道闭塞而不通，形乃大伤，以此养生则殃，以为天下者，其宗大危。戒之！戒之！

《素问·灵兰秘典论》

于序

体万法之源，察众妙之体——《心病条辨》读后感

心为万法之源，众妙之体，灵明不昧，清净空寂；义理精深，内涵博大；包罗万象，无所不在。心即世界，心外无物，心外无理，三界唯心，万法唯识诸论，极尽心性之能。以是《大方广佛华严经》称："统万法唯一理，贯万古唯一心。"《黄帝阴符经》谓："天性，人也；人心，机也；立天之道，以定人也。"可见，人心所禀即天地之性，天之所以动，地之所以静，此机在心，万古不移。

心学属于中国传统文化研究的范畴。诸子百家皆倾"心"于此而以儒、道、释、医家诸家研究者最多。但其文简，其意博，其理奥，其趣深，若非才高识妙者，惟望洋兴叹，难窥心机！

重庆医科大学王辉武教授所著的《心病条辨》，是近年来研究心学心病的佳作，有明心见性、直指人心、启迪心智之妙！其出版发行，对于学术界，特别是中医学界来说，实在是件可喜可贺的大事。

我是抱着先睹为快的心情学习此书的。展卷阅读，深感此书内容清新，如春风拂面，令人耳目一新；掩卷深思，又有醍醐灌顶之妙，发人深省。本书从文体的选择、内容的把握、理论的应用、案例的解析、方药的筛选、治法的归纳等方面，都饱含王教授的心血与真知灼见，体现着王教授的治学理念与方法。通过理论阐述与实践验证交融，旁征博引，融会贯通，最终形成独特的学术思想，具有较高的学术价值与创新性；而以《心病条辨》为载体，又达到了内容与形式的完美统一。子曰："质胜文则野，文胜质则史，文质彬彬，然后君子。"此之谓也。

本书采用的是独具中医特色的"条辨"体，文体新颖，特色鲜明，表达形

式具有创新性。"条辨"一词最早见于南朝梁·陶弘景《真灵位业图·序》："事事条辨，略宣后章。"其优点诚如元·马端临《文献通考》所概括的："然其条分缕析，使稽古者可以按类而考。"纪晓岚《四库全书总目提要》称："标其立论之意，条分缕析，条理秩然。"梁启超《变法通议》亦谓："条分缕析，庶易晓畅，省读者心力。"可见，以"条辨"著书立说，其特点是条分缕析，经纬分明，易于阅读、理解与应用。从这个意义上看，《伤寒杂病论》也具备"条辨"性质，更因为其内容形式的完美结合，使之成为中医学的经典。可以认为，《心病条辨》就是在学习、吸收、借鉴这些优点的基础上编撰而成的。

本书以中华文化的核心概念"心"为切入点，进而探寻"心病"的解决方案，内容丰富，具有综合集成创新的特点。"心"具有传统哲学、医学的双重属性。学术界认为，传统哲学所谓的"心"有三种含义：一是道德之心，指人的情感、心理升华而形成的道德意识，属于道德理性范畴；二是理智之心，指认识事物的能力，属心理认知范畴；三是虚灵明觉的本然之心，指虚而明的本体状态或精神境界，属于超理性的本体范畴。中医学认为，心分血肉之心及神明之心，前指藏于胸中、推动血液运行的心脏；后者无具体形态，但主宰人的精神活动。现代心身医学对此进行了有意义的探索，但欲揭示心与心病本质，还有很长的路要走。《心病条辨》的编写，注重多学科的交融和优势互补，探求心性心灵的奥秘而不偏执，解析心病心药的医理而不拘泥，书中系列"超药物疗心法"是其集中体现。

中医学以心为君主之官，五脏之专精，强调五脏六腑心为之主；明确心不能受邪，受邪则心伤，心伤则神去，神去则死。为保持心的真如清净，寂然不动，以膻中为心主之宫城，以心包络代心受邪，提出"故诸邪之在于心者，皆在于心之包络"的观点，实现了哲学之心与医学之心的具体化、模型化的统一，真可谓是一致而百虑，殊途而同归。

心为体，智为用，体用并举而生心智；心如明镜，映照万象，心镜生神识根；心随境转，境随心转，心田生善恶苗；心识灵妙，心地清净，平等湛然是真心；烦恼污染，妄念杂想为妄心。妄心为万病之根源；烦恼为心之垢秽；贪欲、淫欲为心魔。中医认为"心安而不惧"，圣人"无恚嗔之心"，得道者"藏之心意，合心于精"。这些都可以视为保持本心体用之法，而"悲哀愁忧则心动，心动则五脏六腑皆摇""思虑烦多则损心，心虚故邪乘之"则为心病之根由。以心医心之法为上乘功夫，故心病还需心药医。心药者，满足心愿，解除思想苦闷的事物或方法也。《素问·上古天真论》所谓"各从其欲，皆得所愿""德全不危"是心药的具体化。心药又含以出世之教法医治众生心病之意，故又称佛法为心药，表述不同，本质则一。

《心病条辨》以哲理开篇，从哲学心范畴与医理心神切入，阐述心病的概念、原理、规律、法则，继之以神识篇、情志篇、血脉篇、杂病篇、文论篇层层递进深入以发明之，又以验案、方药佐证之。全书体现了著者扎实的国学、哲学、医学功底、深邃的思想内涵、缜密的逻辑思维能力和大圆镜智、转识成智的深厚学养。

心病是最常见的疑难杂病。王辉武教授在数十年的临床科研中积累了丰富的经验，摸索出一整套诊断、治疗、康复方法，并将这些宝贵的临床经验以"条辨"形式进行整理归纳，无私奉献给社会，这不仅对临床科研工作者有所裨益，相信对其他学科探索性命之学与心性、心神、心灵的奥秘也会有所启迪。

应该指出，心病属于身心疾病范畴，我们提倡发扬中医学的优势特色，但仍然主张要吸收借鉴全人类的聪明智慧与技术成果，一切以挽救患者生命，提高治愈率，降低致残率、致死率，恢复神识神机为核心，这应该是本书的写作初衷与目的、意义、价值所在。从这个角度去理解本书，特别是重点研读书中提供的一系列"超药物疗心法"，也是以实际行动躬行《素问·异法方宜论》"圣人杂合以治，各得其所宜，故治所以异而病皆愈者，得病之情，知治之大体"的具体体现。而"条辨"不过是经验总结的一种形式罢了，这是需要强调并明确的。

　　王辉武教授的学问与人品如高山仰止，谈何容易！在本书出版之际，笔者作为同道，作为读者，就把这段文字作为"作业"呈上，请先生批阅修改，这是我人生学业最难得的机会，定会受益终生。

于智敏

2018 年 6 月 30 日于中国中医科学院中医基础理论研究所

　　于智敏，中国中医科学院中医基础理论研究所病因病机学研究室主任，研究员，医学博士，传承博士后，博士研究生导师。

温序

　　王辉武教授是位有心人、用心人、细心人、专心人，这是笔者在与他交往多年后得出的结论，相关的事例已先后在为他撰写的3篇书评中谈及，这里不再赘述。接到他的书稿——《心病条辨》，又见他一生与"心"打交道的感悟，可知他是一心扑在"心"字上的。他嘱我不要吹捧作者，最好能谈谈此论在临床上的作用，如能提出点批评和建议更好。恭敬不如从命，我的这篇所谓"序言"就是按照他的要求展开的，唐突之处难免有之，谨供作者参考、读者参评吧！

　　"条辨"这种体例，在古代的医学著作中已是常见之法，方有执的《伤寒论条辨》、吴鞠通的《温病条辨》、杨璿的《伤寒温疫条辨》、薛雪的《湿热条辨》、陈葆善的《白喉条辨》等当属此例，就连张仲景的《伤寒杂病论》说来也属此类。它重点分明、条分缕析、目标明确、直中要害，一段话表达一个主题、指明一条路径、说明一个问题，对于读者的启迪、引导、模拟、应用等都有直接或间接的帮助作用。如今使用这种文体写作的人少了，辉武教授算是敢于复古者之一。他从写法上入手，尽心效法古人的文风，把自己的一闻一见、一诊一得、一感一悟，一议一论以"条辨"的文体写出，倒不失为一种有益的尝试。窃以为，业内有心的读者还不妨举一反三，写出类似《肝病条辨》《脾病条辨》《肺病条辨》《肾病条辨》的新论来，让这种曾经喜闻乐见的先贤笔法再现青春。

　　《心病条辨》的突出贡献，一表现在对"心"的全方位认知上，从儒、释、道、医的大文化层面上穷搜遍寻、广征博引，还原了一颗光芒四射的"中国心"：如《诗经》的"道德心"（《泮水》："济济多士，克广德心。"）、《左传》的"仁爱心"（《昭公元年》："武有仁人之心。"）、孔子的"人格心"（《论语》："从心所欲，不逾矩。"）、《易传》的"天地心"（《复·彖》："复，其见天地之心乎！"）、荀子的"神明心"(《荀子·解蔽》:"心者,形之君也,而神明之主也。")、老子的"无为心"(《老子·三章》:"圣人之治,虚其心。")、管子的"智慧心"(《管子·心术上》:"心也者,智之舍也。")、佛家的"本性心"(《肇论·涅槃无名论》:"心无所行,无所不行。")、陆九渊的"认知心"(《杂说》:"人心至灵,此理至明,人皆有是心,心皆具是理。")、朱熹的"觉悟心"(《朱文公文集·卷六十五》):"心者,人之知觉,主于身而应事物者也。")、王守仁的"宇宙心"(《王文成公全书·卷六》):"心者,天地万物之主也。心即天,言心则天地万物皆举矣。"),以及《黄帝内经》的"生命心"(《素问·六节藏象论》:"心者,生之本,神之处也。")如此等等,把心的功能刻画得多姿多彩、淋漓尽致了!其涉及年代之久远、书籍数目之多、学说内容之庞杂,都超越了普通人的想象,作者为此下了多大工夫可想而知。

《心病条辨》的突出贡献,二是表现在对"心"理论的临床应用上,这是作者学习的心得、临证的体会、思维的感悟、灵性的发挥,是"心"的作用在作者自身的体验和展示,也是作者要在全书表述的核心内容。其中包括对心"神识"上的认知,论证了治心就是"通使道"的宗旨(《素问·灵兰秘典论》:"主不明则十二官危,使道闭塞而不通,形乃大伤,以此养生则殃,以为天下者,其宗大危。"),也因此确立了作者提倡并坚持的治心基本要领;包括对"情志"上的认知,治心就是"调情志"的功力(《灵枢·本脏》:"志意和则精神专直,魂魄不散,悔怒不起,五脏不受邪矣。"),也因此确立了作者努力并践行的治心重要方略;包括对心"血脉"上的认知,论证了治心就是"和血脉"的大法(《素问·痿论》"心主身之血脉"、《素问·五脏生成论》"诸血者皆属于心"),也因此确立了作者得心并应手的治心主流思路;包括从心论治"杂病"的认知,论证了凡病从心论治的要诀(《灵枢·师传》"五脏六腑,心为之主"),也因此确立了作者准确并可靠的临床效果。同时,作者还用"文论"和"病案"两篇概括了心在生命医学中的价值和个人应用"心法"治疗部分疾病的体验,更增加了作品的可信度、权威性和实践意义。书中罗列的 35 种"超药物疗法",不仅突出了"心病还要心法医"的思想，强调了非药物疗法在心病治疗中的作用，而且具有鲜明的普及意义，让医者、学者、患者都可以从中得到多方面的裨益。不难发现，作者在临床应用上所做的探索，不少是带有原创性、独到性、先进性和可推广性优势的，充满了他的心血和智慧、贡献和付出，尤觉得难能可贵！

《心病条辨》的主题在"心"，如何为"心"定位，是关系医学走向的一个关键性问题。关于中西医对"心"认识上的差异，按照本书作者的话讲叫"小同而大异"：这个"大异"，表现在中医对心的"功能定位"与西医对心的"实体定位"上。但这并不妨碍二者的沟通与互补，因为它们之间毕竟存在着"心主血脉"的"小同"。何况西医的心理医学，吸纳的许多内容都是中医功能性定位中的成分，中医对心实质的研究也不可能不涉及西医实体定位中的理念。所以，无论从扩大自己的内涵以接纳西医的认识，还是拓展自己的外延以包容西医的认识去对待，中医谈"心"都没有理由，也没有必要把自己与西医的认知完全撇清。换句话说，中医的"心"是传统意义上的"功能心"与现代意义上的"实体心"的总和，是不折不扣的"全心"。从《心病条辨》表现的内容及现代临床运用的大量实际看，大多数医者都是按照这个界定行事的，尽管不少是以或明或暗、或隐或现、半掩半用、半推半就方式出现的。不少人不敢或不愿意承认这样的现实，违心地褒己贬他，其实是大可不必的。东方科学与西方科学、中医与西医从不同的历史背景之中走来，这是历史的自然。人的健康和疾病的无限性与医学认识活动的有限性，决定了医学的多元性（梁中天《破除对科学的迷信，认清中医的价值》）。如果说全球化的文化样态必然是不同文化传统的沟通与对话，那么全球时代的医疗保健体系必然也是不同医疗文化体系的对话与互补；当代中国医疗保健体系的建立，必然是中西医两大医学体系优势互补、通力合作的成果（邹诗鹏《中医学的文化自觉》）。东西方文化在撞击中的融合、中西医学在争论中的结合，将是无法避免的。"要着力推动中医药振兴发展，坚持中西医并重，推动中医药和西医药相互补充、协调发展。"（2016 年 8 月 19 日《在全国卫生与健康大会上的讲话》）总书记的话，为我国中西医学的发展确定了基本方向和方针，在对"心"及"心病"的认识上，也必须落实到这一基点上。

《心病条辨》如何说"心"，表现方法也非常要紧。本书表达的内容十分丰富，作者和他率领的团队又是多年磨练出来的成熟写手，实在很难做出太多的挑剔，但在内容分类和逻辑排列上似乎还有不尽如人意处，有值得商榷的地方。如书中二级标题的地位，看起来还不够平行，甚至有失重的感觉，理解起来有点别扭，是否可以按如下建议做些微调：一、识心篇（哲心篇），即当前的"哲理篇"，包括"哲学心范畴"和"医理心神"两部分；二、医心篇，把当前的"神识篇""情志篇""血脉篇""杂病篇"放在同一个大项内，作为本书的重头戏推出；三、文心篇，即当前的"文论篇"，建议适当加强，可以把"医心篇"中的部分内容改写后移过来；四、治心篇，即当前的"心病验案实录篇"，也需要强化一下，同样可把"医心篇"中的部分内容改写后移过来；五、养心篇，即当前的"超药物疗心法"，把它的地位向前推一下，上升到上一级的水平；六、附录，包括当前的"疗心中药选要""疗心方剂索引""心病病症索引""主要参考书目"等。这样调整之后，是否感到更规范、更顺当一些？只是个人的看法和建议，未必符合作者的整体构思，老朋友面前口无遮拦，就这么顺口一说吧！

瑕不掩瑜，本文谈的这些意见是从提升这本书的价值出发的、从锦上添花的高度来要求的。可以肯定的是，《心病条辨》这本有新意、有高度、实用性强、指导意义大的书，一定会受到业内的重视、社会的关注、读者的欢迎的。

乱弹一通，权以为序吧！

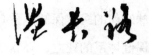

2018 年 8 月 15 日　于北京

温长路，国家中医药管理局中医药文化建设与科学普及专家委员会委员、中国科学技术协会全国首席科学传播专家、中华中医药学会学术顾问。

前言

中华"心学"，为哲学心范畴，其义概及宇宙之大，深及性命之奥；清代医家柯韵伯曾感叹说："伤寒最多心病。"（《伤寒来苏集》）中医"心病"各科常见，是临床上重大疾病之一，也是中医辨治的优势病种。

何以要选"心病"这个难题来做呢？还得从一则故事说起。

十几年前，接诊一患者，而且不是一般的病人。她，西医专家，医科大学毕业，留学海归，博士生导师，学科带头人。据述，两年多来，食欲特别旺盛，看到什么食物都想吃，以致胃腹胀满，大便一日多次，但排不尽，夜间还吃零食，惊醒难眠，且心烦意乱，坐卧不安。经各地医院求治，收效甚微，也用过中药，但因不相信，未能坚持。

"凌晨 1 点过还睡不着，困得很，刚入睡，又突然惊醒。床头柜摆着多种西药，不敢吃呀！明天还有一个全国性学术会，我要上台报告……真的要崩溃了。"她断续地诉说。切其脉滑数有力，望舌苔薄黄而腻。

"有热！"我说，她点头赞同。

"热在心。"我又说。

"心？绝对正常！"她激动地反驳。并立即展示带来的心电图、CT、磁共振等一大堆检查单。片刻我们相视无语。我想，她只知西医所谓的"心"，暂时无法沟通。

"好吧！不讨论这些学术问题。建议你停用过去所服的药，让我治四周，行吗？"我试探着问道。

也许她半信半疑："这病折腾了我几年，一个月行吗？"

"可以试试嘛！"她勉强回答。

我用了《伤寒论》的柴胡加龙骨牡蛎汤，稍事加减。初服，腹泻多次，她间有疑虑，但全身轻松；连用四周，病情缓解三分之二；再继用水泛为丸两个月，好多了！偶有失眠多梦。后来她见到我，感慨地说："心病，首选中医！"

这一则案例，对我触动很大，隐约感到，中医事业任重道远。你想想，一位医学专家，道地的中国人，病痛折磨，身心煎熬，竟不知中医能治此等疾病！"有知识，没文化"到了如此地步！再加上我在临床上经治大量与之相类的心病患者，常有力不从心之时，几多尴尬，不时汗颜。

无奈，我下定决心，带着这"心"字去读书。3年间，从《周易》到儒、道、释，从王阳明到孙中山，再到《素问》《灵枢》《伤寒论》《金匮要略》，这些书我曾多次读过，弄懂的不多，这几年算是搞懂了一点点关于心病的论述。今天你翻开的《心病条辨》便是其中的点滴记录。

这本小册子不够系统全面，更少理论探讨，不是创造了什么，而是换个崭新的角度去辨治心病。它跨越传统的证型模式，从神、气、形层面，以"通使道"为法，让君令畅通无阻，实现神形俱安的目的。作者仅是一个草根中医，每天干的，主要是切脉、望舌、看病、治疗……而哲学、国学、历史都不是我的专长；稍稍多一点的是，吃过当农民的苦，见过患者的痛，并借用这个窗口，曾感受过大社会的冷暖炎凉；以个人的心灵去琢磨疾病的微妙之处，发现人家还没来得及说的，或者语焉不详甚至言之有误的地方，小心地说出个人的想法与见识。能给你带去多少有益感受呢？还不敢说，但至少表白了我行医中的诸多困惑，能窥见我在患者面前焦头烂额时迸出的思想火花。明知心学之博大，心病之深奥，疗法之不足，但仍跃跃欲试，知难而进，总想把老祖宗留下的这些宝贵经验与智慧留下来，还原中医治疗心病的真实地位，并使之焕发新的生机与活力。

老子云："道之为物，惟恍惟惚。"（《道经·二十一章》）"医学远比科学复杂"（樊代明语），关于生命过程，弄懂的远比未懂的少得多，西医如此，中医尤其如此。心、肝、脾、肺、肾，神、魂、魄、意、志，生、老、病、死……概念清楚了吗？内涵和外延又如何？然而，作为中医学的从业者，虽然还说不清"先有鸡，还是先有蛋"的理论难题，但应该先把鸡蛋吃起来，因为它营养、可口、实惠。

通过这些年的学习，我可以负责任地说，对于心病的辨与治，中华岐黄医学独具特色，内容与经验丰富，我等应有百倍的信心与理由在临床上用起来，拓展服务，提高疗效。把亲眼见到的现象与疗效记录下来，供大家应用、讨论与批判，并期望在你我他的争鸣之中解读生命，探求未知，关注心病，让天下众生安顿好自己的心神，静下来，过好每一天的时光。苟能如愿，阿弥陀佛！

本书在撰写中曾得到著名中医学家、上海中医药大学匡调元教授指导，中国中医科学院于智敏研究员、中华中医药学会温长路教授先后赐序，李群堂、陶红、田生望、李慧丽、江望、胡林、唐军、陈雪莲、潘捷、杨昆鹏、杨帆、王积伟分别参与医案整理、文字录入和统稿校阅等工作，在此谨致谢忱！同时，还要衷心感谢我的夫人、大学的同班同学吴行明老医生，没有她的相助、关照与鼓励，我可能什么也做不成。数十年来，我们家的洗衣机至今我都不懂开与关的操作，可见她的无微不至与倾心付出！特以片言以颂之。

王怀义

2018 年 2 月 8 日

凡例

○本书文体仿《温病条辨》，条文加注，凡临床常见者即写一条，定一法，遣一方，并化裁增损，或配以超药物疗心法，不追求全面系统，不囿于分型论治，利于病症常与变的描述，也能较好地表达临床思维过程。

○本书详于应用，略于论理。对哲学心范畴仅提要点到，以免冲淡主题。苟有兴趣者，可从相关文献细考探索。

○本书药物剂量以成人每日量为准，小儿、老人及特殊人群当酌减。方后护理，属经方者按原书录用，其余方剂一律按现代方法煎服，如智能煎药罐、煎药机、中药配方颗粒免煎剂等都提倡选用，概不一一交代。

○本书方剂凡未注明出处者，皆为自拟经验方。

○本书对一些不够准确的习惯用语，根据作者理解权作改动。如"生命科学"，今作"生命过程"；"中医学"，今作"中华岐黄医学"；"心理"，今作"心神"；"非药物疗法"，今作"超药物疗法"。

○本书在一条中见有多个病症者，分类时则从其最常见的。如临床需用，可查阅疗心中药选要、疗心方剂索引、心病病症名索引、主要参考书目等。

○本书阅读方法，可按读者自己的兴趣，先读神识篇、情志篇、血脉篇、杂病篇、文论篇和心病验案实录篇，然后再读哲理篇、医理篇。如系病家患者或中医（中华岐黄医学之简称，下同）养生爱好者，请先读超药物疗心法篇。

目录

哲
理
篇

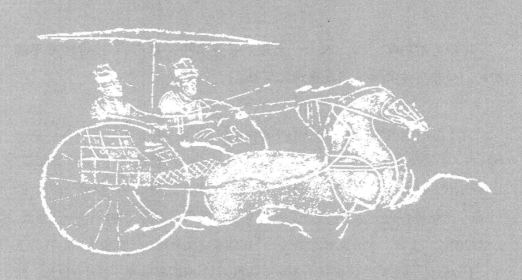

　　心，一个中国原创汉字。心，理义内涵，博大精深，无与伦比。心，能概及宇宙之大，也有破解生命奥秘之力，是中华传统哲学系统中最普遍、最基本的范畴。

　　中华心学发展史上，自先秦到明清，代有传人。其中明代王守仁（阳明）是集心学之大成者，他在《尊经阁记》中说："心，性也，命也，一也。"比较准确地概括了中华心学的意蕴。

　　中医学与中华传统文化之心学一脉相承，关系密切。本书重在论医，故对中华心学之理论仅点到即止，目的在于展示中医学心病辨治的渊源而已。

　　1.《说文》曰："心，人心，土藏，在身之中，象形。"按古代象思维方式，心非实体之器，而是精神之官也。

　　"心"字，在殷虚甲骨文中，心字写作 ♥（《殷虚文甲篇》三五一〇）。有学者认为，心是象形字，像人和动物心脏器官。人心与动物之心，器官形态相似，但有本质的差别，故《说文》专门有"人心，土藏，在身之中，象形"的描述，"土藏"指藏象中为土，以心配土，土为中央。清代医家黄元御曰："一气周流，土枢四象。""土者，水火金木之中气……实四象之父母也……四象之内，各含土气，土郁则传于四藏。"（《四圣心源·五味根原》）所谓象形者，非器官之形，而是藏象之意。

　　中国古代，象思维是主要思维方式，由象与思维构成。据"象"而"思""立象以尽意"。汉字是象思维的产物。《周易·系辞下》："象者，像也。"说的是，立象先求其形似，但又不拘泥于"形与象"。此"象"，可有象有形，也可无象无形。有象有形者，取自然之形；无象无形者，取自然之理。"尽意"是求其神似，最终达到"大象无形"的最高境界。所以，"心"字也应是象思维的产物。

　　中国书法与中华岐黄医学多能体现象思维方法。明代项穆《书法雅言》云："初学条理，心有所事；因象而求，意终及通会；行所无事，得意而忘象。"所以中国汉字书法家，到了"得意"之水平，即使蒙上双眼，亦能写出上乘的作品来，这就叫心领神会了。

因此，似可说明《说文》所谓"土藏""象形"。心字主要不是指的哪个有形的器官，而是指的"土枢四象"。心具有影响、主宰其他藏府形、气、神的功能。

"人心"是指人的心灵、品格乃至整体的精神世界，它包括人的世界观、人生观、价值观等重大观念，也包含思维方式、行为方式、处世态度，还包含人的性格、情感、气质、能力、习惯等。

也只能基于上述这种认识，才可能解释为什么几千年来的哲学心范畴，以及历代逐渐完善的心学学派，都在心神、道德层面上赋予心的各种意蕴，而很少论及心之形体、血脉等问题的原因。

值得说明的是，心与心病的研究，囿于形质则手足被缚，离于形质则易落虚幻。权衡利弊，有待后来贤者把握。

以下将分历史时期简要介绍中国哲学心范畴概况。

（一）先秦时期——中国哲学心范畴产生、形成和初步发展的阶段

2."心"是中国传统哲学范畴系统中最普遍、最基本、最一般的范畴，也是义蕴丰富、演变错综的范畴之一。它贯穿中国哲学始终，无论是哪一派哲学家都继承和运用了心范畴。心范畴是中国文化精神以及对生命过程有限认识的总汇。

中国是世界文明古国之一。中国哲学的根本旨趣是探求天人之道，我们的祖先在感受宇宙自然的同时，也注重自身的体验与认识，于是产生了关于"心"的思想。

在甲骨文卜辞和金石文中，开始用"心"表示人的思维记忆、精神意志、道德善恶和情感欲望、器官血脉等生命现象，内涵丰富而具体，成为中国哲学的重

要范畴。

中医学是探讨生命过程与现象的一门学科，传统的中国哲学心范畴思想，对中医学影响很大。本书主要论述心病的防与治，必然要从源头去了解一些关于心与心学的文化理论发展概况。

3.《易经》之心，主神志之理；《尚书》之心，主感情善恶；《诗经》之心，主道德意识。

《易经》约成书于殷周之际。如井卦九三爻辞："井渫[①]不食，为我心恻[②]。"艮卦九三爻辞："艮其限，列其夤，厉薰心。"益卦上九爻辞："莫益之，或击之，立心勿恒，凶。"主要涵义是指人的各种精神心理意识。

《尚书》是夏商周朝的文献汇编。如《秦誓》载："如有一介臣，断断猗，无他技，其心休休[③]焉，其如有容。"其涵义除表示人的内心感情、愿望等心理，还扩展到人的道德精神，提及善恶之心。

《诗经》是中国最早的一部诗歌总集。如《沣水》载："济济多士，克广德心。桓桓于征，狄彼东南。"《桑柔》载："民有肃心，荓云不逮。好是稼穑，力民代食。"《诗经》将心与德密切联系起来，强调仁德为心，显示了人心的道德意识的自觉。

《易经》《尚书》《诗经》之论心各有独到之处，都是精神层面的，未言有形之器。然而，此时期的心论，仍然是具体的概念，尚未发展成为哲学范畴。

世间人文之书，或治病，或致病。致病之源在于心，论病之要亦在心。心之大无处不至，心之细无事不及，故各家所论独到而非唯一，汇而通之可也。

---

① 渫：《汉书·王褒传》张安注："渫，污也。"指污泥秽物。
② 恻：《说文》："痛也。"指痛心，伤心。
③ 休休：善良。

4.《左传》之心，为仁人之心；《国语》之心，为天帝之心。从此，心成为哲学范畴之心。

《左传》《国语》为春秋时期的两部史书。《左传》从多方面论心，如昭公元年："武有仁人之心。"指人的内心具有仁爱精神。襄公二十一年："在上位者，洒濯其心，壹以待人，轨度其信，可明征也，而后可以治人。"在上位的人，涤除私心，达于仁德，并以此待人，见于行动，才具备治国的条件。所谓大医治国，国泰则民安。民安者，民心静，民行正。心静行正则疾苦少作。

在《左传》与《国语》的"心"论基础上，"心"作为以"仁"的道德精神为主要内涵的概念，涵盖着自然、社会和人生的广泛层面，基本上成为具有普遍性涵义的哲学范畴，从而迈入哲学王国。

5. 孔孟之心为仁义，道德修养是真谛。

孔子论心，于《论语》六见。《论语·为政》："吾十有五而志于学，三十而立，四十而不惑，五十而知天命，六十而耳顺，七十而从心所欲，不逾矩。"到了70岁时，学问修养达到极至，能按照内心的想法去做，而又不越出各种制度规矩。这里，心具有三层次涵义：内心的欲望、主体的思维和主体道德意识。在孔子看来，这种内心道德的主要内容就是仁和礼。最完美的人心，是遵循仁礼活动，而又不感到任何拘束，这是人格的高度自我完善。

孔子论心，文字虽简略，却蕴含着丰富的内容。他把主体的心理意识、思维认识和道德修养统一于心，主张通过提高认识来完成道德修养，达到意欲、思想、道德的和谐一致，实现人格的高度完美，奠定了儒家心性学说的基础，并对其学派产生了很大的影响。

孟子继承和发展了孔子"心"的思想，著有《尽心篇》，是中国哲学较早的心论专篇。

先秦诸子，后世百家，所求者道也。道不远人，心一为道。然人各有境，人各有见，其所行者，径也。凡径，必有所道，有所不道，学者要在识其境，识其界，不可执为一也。

6.《易传》之心，主天地，统自然；《荀子》之心，主神明、思维与认识，产生最高智慧。

《易传》以儒学为宗，博采诸家，主要反映了春秋至战国时期的思想。如《复·象》载："复，其见天地之心乎！"说的是，天地自然，日月星辰、春夏秋冬四季更叠、昼夜交替、雨露升降、水土气候的寒热温凉、草木荣枯、虫兽及人类的生老病死，皆循环往复，周而复始，这是"天地之心"在主宰这种规律与法则，并从"天地之心"联系到"人心"，主张人们通过"立心"，将大众的精神、意志和道德之心与天地之心和谐，并运用于治国兴业的实践。如《咸·象》载："天地感，而万物化生。圣人感人心，而天下和平。观其所感，而天地万物之情可见矣。"孔子可谓用心良苦！

荀子注重人生心理研究。如："人何以知道？曰：心。心何以知？曰：虚一而静。心未尝不臧也，然而有所谓虚；心未尝不两也，然而有所谓一；心未尝不动也，然而有所谓静。"把心理的状况和作用说得最详细。

《荀子·解蔽》载："心者，形之君也，而神明之主也。"又《荀子·劝学》载："积土成山，风雨兴焉；积水成渊，蛟龙生焉；积善成德，而神明自得，圣心备焉。"又《荀子·性恶》载："今使涂之人伏术为学，专心一志，思索孰察，加日县久，积善而不息，则通于神明，参于天地矣。"荀子认为，心是人体精神思想的主宰，心产生人的最高智慧，"心居中虚，治五官，夫是之谓天君。"（《荀子·天论》）"心不使焉，则白黑在前而目不见，雷鼓在侧而耳不闻。"（《荀子·解蔽》）

眼耳口鼻，之所以能视物、听声、知味、闻香臭，皆受"心"的支配，其

"虚"者，不完全是一个实体器官，首次把"心"从有形心脏概念中脱离出来，新创"神明"之心的概念。后来有人说这就是"脑"的功能，当时荀子并未认识到这一点。

又《荀子·解蔽》载："凡以知，人之性也；可以知，物之理也……心生而有知。心有征知，征知则缘耳而知声可也，缘目而知形可也。"（《荀子·正名》）认识到人认识事物的过程，是心从感受到征知的一系列完整过程。荀子在心的思维认识方面，对儒家哲学的心范畴及心的思想发展做出了贡献。值得注意的是，神明之"心"与形质之"心"与"脑"，历来纷争已久。敝见在形论形，在神论神，不可混淆层次。

7. 公孙文子曰："心者，众智之要，物皆求于心。"

人类的善恶行为，皆受人心的影响。通过心神认知产生政治、军事、经济、道德、修养、病理等无所不含的社会现象。曾子曰："吾日三省吾身。"皆为心神反省，对行为的自我检讨，如社会的禁忌、佛法的戒律、医学的戒慎等，以达到对避免灾祸的目的。

历史上有许多权势之徒，好杀、好色、好货等心理变态、心神病态，导致许多荒唐之举。"为将之道，当先治心。"（苏洵《心术》）时至今日仍有因某人的心神好恶而致决策失误者，从医学上来说，这些当事者，他们也是人，早该心神干预了，或者用些清心降火之药，或开窍醒神之品，或遣用本书系列的超药物疗心法，令其心智趋静，可以减少许多人间悲剧发生。

8.《老子》虚其心，《庄子》称心斋，皆以道论心，以"虚"释心。

《老子》又称《道德经》《老子五千字文》，是老聃门徒整理、补充而成。文约成书于战国时期，是一部哲学著作。《老子》论心凡九见，认为心是人心，即主体人的思维、思想。然而，老子所谓人心，既不是儒家主张的仁义之心，也不是法家所说的欲利之心，而是"虚心"。

如《老子·三章》载："不尚贤，使民不争；不贵难得之货，使民不为盗；不见可欲，使民心不乱。是以圣人之治，虚其心，实其腹，弱其志，强其骨，常使民无知无欲，使夫知者不敢为。为无为，则无不治。"这是人心的最高境界，也是治理天下的人心道德基础。

《庄子》又称《南华经》，大约成书于战国中后期，是老聃思想的重要继承者。

如《庄子·人间世》载："回曰：'敢问心斋？'仲尼曰：'若一志。无听之以耳而听之以心，无听之以心而听之以气。耳止于听，心止于符。气也者，虚而待物者也。唯道集虚。虚者，心斋也。'"

庄子的这篇"人间世"，说的是如何在纷繁复杂的社会中过得轻松愉快。"心斋"是指心灵的大扫除。心灵塞满种种成见，没完没了的情感欲望、权钱奢求，等同房间里塞满家具文物，室内黑暗少光，这些身外之物搬走了，房间空了，心灵也亮了，即是"虚室生白"。

道家认为人心应该去智去欲，体道存德，虚静自然，天人相应，天主人客，对养生、修身、治国、平天下皆有裨益。《老子》所谓"虚其心"，即是"使民无知无欲""不敢为"，无分别，无爱欲，无贪取。所谓"心斋"，庶几同乎禅门寂止之法。戒而定，已然趋向超凡入圣之道。

9.《管子》以气论心，为智之舍，司虑，藏灵气。

《管子》之《内业》《心术》和《白心》等篇，是先秦心学的集中论述，构成了后世心学的基础。

《管子》认为心是产生和储藏智慧的地方。如《心术·上》载："洁其宫，开其门。宫者，谓心也。心也者，智之舍也，故曰宫。"又说："心之在体，君之位也。九窍之有职，官之分也。心处其道，九窍循理。""心不为九窍，九窍治。"又说："耳目者视听之官也。心而无与于视听之事，则官得守其分矣。""心术者，无为而制窍者也。"很清楚地认识到，心之所以为心，在人体处于至高无上的君主位置，它的特殊性是不等同实体器官，它是人体思维中心，控制全身各个器官，协调整体功能，维持正常的生命活动。

此外，心的这种思维认识功能，是在"灵气"的作用下而产生的。如《心术·下》载："气者身之充也……充不美则心不得。"《内业》载："灵气在心，一来一逝，其细无内，其大无外。所以失之，以躁为害。心能执静，道将自定。"而这种"灵气"必须在安静状态下才能产生，人心躁动，这"灵气"就会失去。正所谓"宁静以致远"也。

10.《韩非子》之心，主欲利，倡以法教心。

欲利之心是人的天生思想意识。如《韩非子·解老》载："天生也者，生心也，故天下之道尽之生也。"又说："人无毛羽，不衣则犯寒；上不属天而下不著地，以肠胃为根本，不食则不能活，是以不免于欲利之心。"维持生命的基本要求，支配着人的思想行为。

《韩非子》认为人心奸恶，彼此以利害相交，因而儒家以仁义规范人心，是办不到的，故主张"以法教心"，用严刑峻法教训民心，这是最好的爱民利民。如《韩非子·解老》载："仁者，谓其中心欣然爱人也，其喜人之有福，而恶人之有祸也，生心之所不能已也，非求其报也。"

法家从商鞅到韩非的哲学心范畴，与儒道有异，具有鲜明特色，从而丰富了中国哲学心范畴和心学思想。

（二）秦汉时期——中华心学在先秦的基础上，继续丰富与发展。

11.《黄帝内经》之心，为生之本、神之舍，藏神，主志意与血脉。

《黄帝内经》现存《素问》《灵枢》，《素问》又称《黄帝内经素问》，由唐代王冰次注，复经宋代林亿等校正而流传至今。《灵枢》又称《黄帝内经灵枢经》，由南宋史崧整理而传世。《黄帝内经》是中国医学史上现存最古老也最宏伟的典籍，是中国古代先哲对生命过程的集中总结，是包括医学在内的百科全书。

《黄帝内经》论心，认为"心"是人生命现象的全部，包括形体器官、气机升降与精神思维。人是气的产物，气聚则生，气散则亡。人与天地万物同，但"天生物，人最灵。"（《三字幼仪》）是因为人有心的智慧，能"知万物"，还能"应四时"，按照环境变化来调养自身，保精全形，更好地生存与繁衍。如《素问·六节藏象论》载："心者，生之本，神之处也。"有了心才有人的生命存在，也才有了形体、气机、精神活动。同时，还精确地指明，心位居胸中，具有主神志和主血脉两种基本功能，人体其他脏腑、四肢百骸功能活动都受心的统帅与支配。如《素问·痿论》载："心主身之血脉。"又《素问·五脏生成论》载："诸血者，皆属于心。"

有关心主神、魂、魄、意、志，甚至联系髓与脑等诸多与人体精神思维等方面的问题，《黄帝内经》之论心，系统丰富而且精辟，本书将在"医理篇"中详述。

12.《淮南子》之论心，以道为本，人心有知，人心欲和。

《淮南子》西汉刘安编撰，其思想与《老子》相近。认为"心有知"，既知忧愁劳苦，还能"知人之性"，心不仅能感知外界事物的现象，而且能进行概念、判断、推理等认识活动。提出"心欲和"，认为人心欲求，这是自然天性，必须在仁义礼乐的规范之中才是正常合理，如《精神训》载："目虽欲之，禁之以度；心虽乐之，节之以礼。"又如《本经训》载："凡人之性，心和欲得则乐。""治心术，养以和。"（《精神训》）

（三）隋唐五代魏晋南北朝时期——得益于儒、释、道之间的既相互斗争又相互同和，心范畴及关于心的思想也进一步发展。

13.《抱朴子》论心，糅和儒道，崇尚心遗万物，远离物欲，实现内心清静。

葛洪《抱朴子》崇尚自然之道，主张摈绝常人所追求的欲望，保持高尚之精神状态，与天地造化相参，万物的得失、是非都不要挂在心上。因为"见可欲，则真正之心乱"（《抱朴子外篇·诘鲍》）。这里的"心"指的主体思维和虚静自然的心理状态。对探讨生命、长寿的奥秘，具有积极意义，是魏晋时期比较有代表性的思想。

14. 魏晋"佛学"之论心，心作万有，心即是佛，明心见性，较之儒、道更为深刻。

魏晋南北朝时期，随着佛学的中国化，佛学关于心的思想，涵盖很广。主张"心为本""心为性""心为空寂""无执为心"等。心的基本涵义，不仅指主体意识、虚静自然的心理状态，而且指万物的本体，大大地丰富了中国哲学关于心的思想成果。

如东晋佛学家郗超说："经云：心作天，心作人，心作地狱，心作畜生，乃至得道者，亦心也……是以行道之人，每慎独于心，防微虑始，以至理为城池。常领本以御末，不以事形未著，而轻起心念。"（《奉法要》）这里的"心"，包含万物本体的涵义。所谓真如、虚无，是清静虚寂的精神境界和具有感应功能的心灵，它与虚静自然的心理状态是相通的。

又如东晋佛学家僧肇说："圣人无心，生灭焉起！然非无心，但是无心心耳。"（《肇论·般若无知论》）"圣心不有，不可谓之无；圣心不无，不可谓之有。不有，故心想都灭；不无，故理无不契。理无不契，故万德斯弘；心想都灭，故功成非我。所以应化无方，未尝有为；寂然不动，未尝不为。经云：'心无所行，无所不行。'信矣。"（《肇论·涅槃无名论》）佛，不能靠理性去理解，只能靠直觉的观照、冥会才能把握。这种对心的认识功能、作用的论证，非常精致。

15.《金刚经》曰："汝今谛听，当为汝说，善男子善女人，发阿耨多罗三藐三菩提心，应如是住，如是降伏其心。"

翻译这段文字："你现在用心地听，我将告诉你，善男信女要想成就无上觉智心，应该这样安住，应该这样调控自心。"

《金刚经》的教法是佛法之核心。从《金刚经》来看，佛法是解决心的问题，降伏其心，是《金刚经》所要解决的问题，是要降伏我们内心中的不安定的烦恼因素，"无所住心""清净心""心无罣碍"是调伏心灵，治疗人心烦恼的智慧妙方。

（四）宋元时期——心范畴理论的发展进入了一个新的时期，元代的心论经历了调和朱陆，由朱学向陆学演进的过程。

16. 陆九渊"心即理"，立心学学派。宇宙便是吾心，吾心便是宇宙。

陆九渊，字子静，号象山，南宋哲学家。他在程颢的思想基础上，完成中国心学学派之创立。陆学立足于人间不伪之心（本心），可称之为矢志于儒家传统道德实践的"生命哲学"。把宇宙的万事万物纳入心内，心便是宇宙的本原。无限的客观世界被安置在主观的精神——心之中。

陆九渊认为，心是认识主体，"人心至灵，此理至明，人皆有是心，心皆具是理。"（《杂说》）在陆九渊思想的影响下，从此初步形成了独具特色的中国心学学派，对后世，特别对明代的王守仁"心学"的发展与完成影响深远。

17. 朱熹心学承前启后，提出心主性情说，心无形影，涉及伦理。

朱熹发展了程颐心有体有用的思想，赋予张载"心统性情"命题的具体内涵。他说："性以理言，情乃发用处，心即管摄性情者也。故程子曰：'有指体而言者，寂然不动是也。'此言性也。'有指用而言者，感而遂通是也。'此言情也。"（《语类》卷五）把心之体称为性，把心之用称为情，心贯通两端，管摄性情。朱熹这种心学思想，将心之功能扩展到伦理学，心主宰性，即平时的主敬涵养，保持善性；心主宰情，即遇事按道德原则办事，使情不离性善的正轨，讲的都是伦理道德之心。

朱熹认为知觉是心的属性，它是人的身体各部与外界事物接触的产物。如："有知觉谓之心。"（《朱子语类》卷十四）"心者，人之知觉，主于身而应事物者也。"（《朱文公文集》卷六十五）又说："知是知此一事，觉是忽然自理会得。"（《朱子语类》卷五十八）还说："知者，吾自有此知。此心虚明广大，无所不知，要当极其至耳。"（《朱子语类》卷十五）心无所不知，人的认识能力是无限的。

朱熹哲学之心，还具有思虑功能。如说："心则能思，而以思为职，凡事物之来，心得其职，则得其理，而物不能蔽。"（《孟子集注·告子上》）思是一种比知觉进一步的认识。虑也是一种思，是思的详审，更为周密。如说："虑是思之周密处。"（《朱子语类》卷十四）"具此理而觉其为是非者，心也。"（《答潘谦之》《朱子文集》卷五十五）

朱熹认为，人心虚灵，心无形影，肯定地说："耳目之视听，所以视听者，即其心也。岂有形象？"（《朱子语类》卷五）心没有形象，不是实有之物。

朱熹心论，批判性地继承前人的思想，并与同时代的学问家展开学术争鸣，建立了丰富而系统的心学内容，在历史上影响深远，也是我们今天研究中医心病不可缺少的文献财富。

（五）明清时期——明朝之初，朱熹绝对理哲学被定于一尊之后，就被当作遵行墨守的教条，不再有新的发展。王守仁继承并发展了心学，建构了更为精致、丰富和严密的主体理哲学体系，是中国古代心学发展的高峰。

18. 王守仁集心学之大成，谓心为天地之主，心为宇宙的立法者，心之本体即良知，心非血肉，仁、义、礼、智、德便是心。

王守仁（称阳明先生），明代哲学家。中国历史上的儒家学派有"孔孟朱王"之称，即儒学创始人孔子，儒学集大成者孟子，理学集大成者朱熹，而"王"指的就是心学集大成者王阳明。

王守仁认为，心为天地万物之主。他说："心者，天地万物之主也。心即天，言心则天地万物皆举矣。"（《王文成公全书》卷六）心是具有意识活动的精神实体。他说："心不是一块血肉，凡知觉处便是心。如耳目之知视听，手足之知痛痒，此知觉便是心。"（《王文成公全书·卷三》）

王守仁继承陆九渊心学思想，主张心即理，他说："心即理也。天下又有心外之事，心外之理乎？"（《传习录·上》，《王文成公全书·卷一》又说："心之体，性也。性即理也。故有孝亲之心，即有孝之理；无孝亲之心，即无孝之理矣。有忠君之心，即有忠之理；无忠君之心，即无忠之理矣。理岂外于吾心耶？"（《答顾东桥书》《传习录·中》，见《王文成公全书·卷二》）从这些话，可以更清楚地看出朱熹与王阳明的不同，以及两人所代表的学派的不同。根据朱熹的系统，那就只能说，因有孝之理，故有孝亲之心；因有忠之理，故有忠君之心。可是不能反过来说。但是王守仁所说的，恰恰是反过来说。根据朱熹的系统，一切理都是永恒地在那里，无论有没有心，理照样在那里。根据王守仁的系统，则如果没有心，也就没有理。如此，则心是宇宙的立法者，也是一切理的立法者。①

王守仁用宇宙的概念，赋予心以形上学的广阔内涵，仁义礼智、德、良知等凡属精神心理道德情感，一切非有器形的东西全部囊括于心，心之大而无限矣！今人只能领悟其中少数几点而已！

对于"人心"，王守仁认为，圣人、普通人、官、民，他们之"心"本性是一样的，具有一般的德、善与良知。如说："是故见孺子之入井，而必有怵惕恻隐之心焉。是其仁与孺子而为一体也。孺子犹同类者也，见鸟兽之哀鸣觳觫而必有不忍之人焉。是其仁之与鸟兽而为一体也……是其一体之仁也，虽小人之心，亦必有之。是乃根于天命之性，而自然灵昭不昧者也。是故谓之明德……是故苟无私欲之蔽，则虽小人之心，而其一体之仁，犹大人也；一有私欲之蔽，则虽大人之心，而其分隔隘陋，犹小人矣。"②

人对事物的最初反应，自发地做出是与非的判断，这种知，是人心本性的表现，王守仁称为"良知"。人们需要做的一切，不过是遵从心的指示进行。如果有的人要寻找借口，不去遵行这些指示，那就是"良知"发生了毛病，丧失了"至善"之本性。这种寻找借口的行为，就是由私意而生的小智，俗称"要心眼"。

何谓"良知"？有个故事说，有个王守仁的门人，夜间在房内捉得一贼。他对贼讲一番良知的道理。贼大笑，问他："请告诉我，我的良知在哪里？"当时是热天，他叫贼脱光了上身的衣服，又说："还太热了，为什么不把裤子也脱掉？"贼犹豫了，说："这，好像不大好吧？！"他向贼大喝："这就是你的良知！"

王守仁不仅是一位杰出的哲学家，而且是有名的实际政治家。他早年热忱地

---

① 冯友兰著. 中国哲学简史. 北京：北京大学出版社，2010. P250

② 冯友兰著. 中国哲学简史. 北京：北京大学出版社，2010. P250

信奉程朱。为了实行朱熹的教导，有一次他下决心穷竹子之理。他专心致志地
"格"竹子这个"物"，格了七天七夜，什么也没有发现，人也累病了。他在极度
失望中不得不最终放弃这种尝试。后来，他被朝廷谪贬到中国西南山区的原始生
活环境里。有一夜他突然大悟。顿悟的结果，使他对《大学》的中心思想有了新
的领会，根据这种领会他重新解释了这部书。就这样，他把心学的学说完成了，
系统化了。[①]

**19. 康有为论心者，人之精灵也，涵括脑的活动，非司血之方寸之
心也。**

康有为在《孟子微·卷二》说："心者，人体之精灵，凡知觉运动，记存构
造、抽绎辨决、情感理义，皆是也，包大脑、小脑而言。"认为心包括脑的一切
功能。中国传统哲学"心主思"的基本概念维持了几千年，只有少数医学家如李
时珍、王清任等曾偶尔提出脑主思的认识，且未做深刻论述。这一学术观点直到
近代西方自然科学传入中国后，康有为首先接受这一观念，宣传心与脑合为思的
思想。康有为认为："心灵之智，能辨其是非；心力之勇，能除其缠缚；心神之
定，能坚其守持。若是者，皆在于思。思之文，上从脑，下从心，脑与心合为
思，此先圣之古义，得物理之精者也。"他没有完全以脑取代心，而是心脑结合
来说明人的理性认识、意志、胆识等精神现象。康有为还进一步认为，"爱质"
是人的本质，是一种宇宙精神，那就是心之本，说："非惟人心有之，虽禽兽之
心亦有焉。"（《康子内外篇·爱恶篇》）又说："我有血气，于是有知觉，而有不
忍之心焉。以匹夫之力，且夕之年，其为不忍之心几何哉？余固知此哉！无如有
不忍人之气，有不忍人之欲，只知所就有限，姑亦纵之。小则一家，远则一国，
大则地球，其为不忍人之效几何哉！"（《康子内外篇·不忍篇》）可见，世人不

---

① 冯友兰著.中国哲学简史.北京：北京大学出版社，2010.P250

能无欲，学佛之人也有成佛之欲，圣人当有仁人之欲，凡人有忍之欲，它即是不忍人之心的表现。把心学与当时国家社会的危难联系起来，呼吁："今欲救吾国人于洪水中，必先起其道德之心。"（《中国学会报题词》《康有为政论集》），强调说："庄子曰：'哀莫大于心死'，而身死次之；亡莫大于国魂亡，而国亡次之。"（《中国学会报题词》《康有为政论集》）这生之"心"，扩展到了民族精神之大、之阔，心者，无涯也。包括了康有为的政治主张，这是医学之外的事，不赘。

简而言之，中华心学是研究如何通过对人类心神的体悟和调养，使之在生命智能、道德思维和自我调控等方面都能获得解放、提高和超越，为最大限度地实现理想社会和美好人生指点迷津的一门学问。

当然，人心主宰人本体生命过程的全部，仁义道德之心，必然包罗思想主张以及养生、防病、治病、延寿等诸多与生命现象相关的问题。哲学的心范畴与中医学的心神与心病，一脉相承，密不可分。

20.心包太虚，万事皆知，生生不已，以至永远，则乾坤或几乎悉矣！

宇宙万物之体，最初，本来，是个啥东西？给它一个名号，《易经》可称之为"心"，这"心"与"神""佛"似有相似涵义。"心物一元"，物是用，有形的；心是体，无形的，空的。心是形上学，精神的全部，它控制着形下学的物质变化；心是生命过程的总汇、本体。"生生不已"，生命过程之死是相对的，不是绝对的死了，是变成其他东西了，不会灭的，或许这就是生命之"轮回"吧？！

21.心空实有，无所不至。思维不定，自心主之。文以史为据，人以化而立，人心即天心。

宇宙之道，生命之心，是生命现象中形上形下之总汇，有些看得见，有些摸得着，还有更多的看不见、摸不着，即使现代高科技也发现不了。许多病，检查费花了几万，走遍了全国大小医院，都查不出来，但又实际存在的，并非迷信。

思维是不可捉摸的，随时都在变的。学中医，你去临床跟师学习，老师的临床思维很难学，抄了一些方药，回去用，不一定验，那是老师的思维，还没有在你自己的心灵中产生智慧，一切在自己的心所主宰，靠自己心领神会。

心思不定才会去看相算命、拜佛，求神保佑，如果真能起保佑之实效，主要是内心起用，自助得天助！一切靠自己！

文化是以人为本，历史为依据，"历史是人生全部经验的总记录和总检讨。"（钱穆《中国历史精神》）人之主宰，全在于心，人心是通过对自然之敬畏与忌惮，教化规范，实现文明，并得以繁衍、暂住而立。心，人心，天心，生命、神、道、佛……当今的科技水平，都是不可知的！没有确定的。

22. 人生之道，即为心。

"心"是人生之道的别名，是看不见摸不着的。所以，当今众人看得见的、有泵作用的血脉之心，压根儿不该翻译称"心"，有关人体五个脏器心、肝、脾、肺、肾，都是译者之错，一朝铸成，混乱难明，实非本书所能纠偏也。

"人法地，地法天，天法道，道法自然。"这是老子主张人们静心修道的总原则，是效法自然，即使大地、天体和"道"都要学习自然，"自"是自在的本身，"然"是当然如此，"道"本身就是绝对性的，自然便是道，不需效法谁，自然而然则是心之本体。道家打坐以求心静长生，不可强求，应自然而然。

佛经名著《楞严经》云："心精圆明，含裹十方。"修心养性达到如此境界，可以盖天照地，包容整个宇宙。因此，中华文化所言的人生之道，是"心"、是"神"、是"物"、是"天"、是"帝"、是"如来"，都同是代表这个不二之道的别名。这东西永远不会改变，不会磨灭。

23. 总而言之，"天命之谓性，率性之谓道，修道之谓教。道也者，不可须臾离也，可离非道也。"此乃对生命过程的最好诠释。

这是子思在《中庸》说的一段话，为生命过程的概括性认识。"天命之谓性"，生命（包括人）是自然而来的，人生来就是这个样子，万物之生命就是一种现象，自然而然的；"率"，直也，不加后天思维影响的，不加干扰的就是道。譬如婴儿刚出生，赤条条一丝不挂，此时他的心很纯，会讲话之小儿，受外界影响已不直率了，故有"赤子之心"的说法，只有这种赤子之心才纯洁、干净，既无忧患，也无烦恼，很自然的心，那就是道。不过，一般的成人是做不到的，需要通过慢慢修行的教化，纠正自己的心绪行为，使之还原其心静状态，故称之为"修道"。

"道也者"，道这东西，虽然看不见，摸不着，但它从来没有离开你，随时都在你那里。道，你修也好，不修也好，它永远在，一般人本来都在"道"之中，但"百姓日用而不知"。道在哪里？就在我们心中，但此心，非血脉之心，也不是大脑，你在哪里心就在哪里，要找到它，必须有智慧之心才能得到，"故君子之道鲜矣"！真的得道的人太少了。

南怀瑾先生总结说："天下这个道在哪里？套用西方的宗教家说的：上帝在什么地方？上帝无所在、无所不在。拿佛家来说，就是如来'无所从来，亦无所去'。佛就在这里，在你的心中，不在外面。在道家来讲，道即是心，心即道。不过这个心，不是我们人心的心，也不是思想这个心。这个心必须思想都宁静了，无喜也无悲，无善也无恶，无是也无非，寂然不动的那个心之体，那就是道。"这里说的道比"一阴一阳之谓道"还要早一步，这是理想境界之本体心。

"天法道，道法自然"。道与自然是最高的智慧平台。中医学说之道与心，都是在生理与病理层面的，实事求是说，一般达不到哲学之心那种境界。

赤子之心，好好的、自然的过程与生命现象，有着强大的自体康复能力，何劳方药、手术之苦呢？！

医理篇

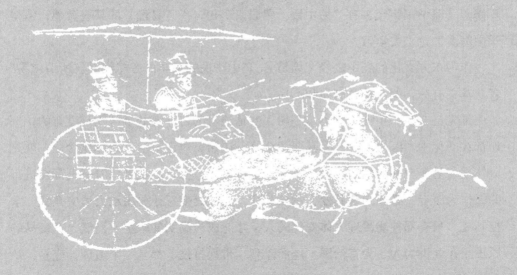

成书于秦汉的《黄帝内经》继承传统哲学心范畴，从医学角度，把人放在天地、自然中去考察，形成了"五藏六府，心为之主"的认识，其学术思想世代承袭，各家学说奉为圭臬，至今未有超越者。故本篇用较大篇幅，简要展现《内经》有关心病之理，并条分缕析，叙议结合，供研探者指正。

24. 医易相通，晓畅其理，变中求静，静则复命，慎勿执迷。

有云："医者，易也。"说的是医学中有许多问题都用得上《周易》的原理。陈修园《医学三字经》有"易中旨，费居诸"句，指《易经》的某些旨趣，值得学中医者去花工夫学习。

作为东方文化的经中之经《周易》，是中华民族最早的智慧结晶。所谓"易"者，其义有三，即变易、简易和不易。

首先是变易。宇宙、人类等一切，变是绝对的，不变的事与物是没有的，一切都在变化中。医生治病，尤其要领会这一诀窍，辨证论治，个体化诊疗，就充分体现《易》变易的精神。对于每个人来说，人"心"之变是每时每刻都在进行的，作为医者，必须知晓其变，承认其变，关注其变，还要主动去适应其变，掌控其变，只有那种能治理人体变化的人，才能成为高明的医生。当然，这变易的原理用在处世为人、为官治国、经商谋利、带兵打仗等都是一个道理，变易，认变，权变，如不承认"变"，不适应"变"，是会犯大错，甚至遭来灾祸的。

其次是"简易"。《易经》说的是平凡的道理，简约、平实，很容易，蕴藏着平易而普适的真理。

第三是"不易"。世界上有一个东西是不变的，那就是规律。"一动不如一静"，不能随意变动，一动吉占四分之一，凶、悔、吝占四分之三，产生烦恼。

孔子学习《易经》后，说："洁静精微，易之教也。"认为，研究《易经》必须要有非常冷静的头脑，不急不躁，这叫静心。老子曰："静则复命。"白居易诗云："自静其心延寿命，无求于物长精神。"宇宙间的所有生命都需要静，孔明有

"宁静以致远"的告诫。"一静可以制百动。"（苏洵《心术》）生命现象在思想哲学上的最高载体是心，实现生命的安康，最重要的是静。静心，乃保健安康之根本所在，也是《易经》用在医学上的重要理念。

但话得说回来，为学医我们了解《易经》，学习其中智慧、原理可也，不能痴迷、迷信，把自己的一切都寄托于其中，那就叫执迷，有个成语叫"执迷不悟"。"不悟"，这人就着魔了。

《周易》是一本很难读懂的书，从其义理中得到启发则可，千万别迷信它的术数而不能自拔。

25.《易》曰："吉凶者，言乎其失得也。悔吝者，言乎其小疵也。无咎者，善补过也。"

有生命现象的地方都有动，即使形体未动而心思也会动。因"卜卦"这一动，必有吉、凶、悔、吝之不同，所有人的心理都离不开这四者。"无咎"是无毛病，无大病，但不是绝对的健康，天下没有"绝对"的事，这里是说即使卦为"无咎"，还要小心谨慎，有居安思危的心理准备。这是"生于忧患，死于安乐"的忧患意识，是《易经》的最高智慧。用今天的话来说，就是禁忌的学问。

中医学的典籍中处处都有禁、忌、慎、勿、不可的告诫，中药有禁忌，方剂也有禁忌，《伤寒论》中有很多条文都说误汗、误下、误吐、误用火攻，实际是在说可能在医疗实践中的"易错之处"，需要医者时刻处于忧患警惕之中。"作《易》者，其有忧患乎？"（《易传·系辞下》）是说医者行医、常人做事，心中应有的一种智慧，并在这种正确的心理驱动下产生敬畏、禁慎的思维与行为，以此保障生命的安宁繁衍，社会的稳定发展，避免发生"肆无忌惮"的不良行为！

26.《素问·六节藏象论》曰："藏象何如？岐伯曰：心者，生之本，神之处也，其华在面，其充在血脉。"

按《黄帝内经》之意，心是生命之根本，精神活动的主宰，与血脉相关。当今，世上所谓之"心脏病""心病科"，不含精神与血液，不能称"心"，最多只能称之为"脉病科""血管科"，对于此种混乱，应责之于当年翻译不当使然，有待学界正之。

27.《素问·灵兰秘典论》曰："心者，君主之官也，神明出焉……凡此十二官者，不得相失也。故主明则下安，以此养生则寿，殁世不殆，以为天下则大昌。主不明则十二官危，使道闭塞而不通，形乃大伤，以此养生则殃，以为天下者，其宗大危，戒之戒之。"

此言心在全部生命过程中，通过神而明之，来协调各脏腑、四肢百骸的功能，起着绝对重要的作用，没有心的统帅与主宰，生命则不能存在。从某种意义上说，心即是生命的代名词。正如张介宾说："心为一身之君主，禀虚灵而含造化，具一理以应万几，脏腑百骸，惟所是命。"

"心"在人生命现象中的重要性，对临证有四点指导意义。首先，在诊疗过程中针刺或用药绝对不能伤及心，也要防止其他病变传向心；其次是心受伤，心神不明，神识昏乱，不论是何种疾病，都提示病情危重，应高度重视；第三，使道阻塞，或不畅，心神无法传递，同样可致各种疾病，这一点，多被人们忽视了；第四，一般说心不可受邪，即使有邪都在心包络，心之外围，真正的心伤，都是死证。如《灵枢·邪客》所说："诸邪之在于心者，皆在于心之包络。"因为"心伤则神去，神去则死矣"。

28.心神之使道者，由先天之构建，赖儿时之训练，靠自家之保养，得医家之通法，方能康寿而安。

"使道"的构建与心神形体的发育同步进行。从"两精相搏谓之神"就开始有"使道"构建，胎儿出生后有外界声光的刺激、亲人的抚摸亲吻等都可训练促进感知、触觉，利于"使道"建立与发育，其中父母的亲情最为重要。如有意识地在声、光、色、语言、抚触、眼神、移动景物等多方面对婴儿的各个感官之窍进行刺激，使五官神窍与五脏神之间建立有效联系的使道，为心神的"任物"与"处物"提供沟通保证。当然，成年后的保养，克服嗜欲，减少忧患也是保障使道通畅的关键。

29.使道者，心神旨令之通道也，畅通则五脏六腑、四肢百骸均安；闭塞则君令不达，智慧不开，诸病踵至，生命难保。

中华岐黄医学有心神使道之说，源于《素问·灵兰秘典论》："主不明则十二官危，使道闭塞而不通，形乃大伤，以此养生则殃。"人体要维持健康的生命过程，必须是形与神俱，有形之体必须在心神的统一指挥下才能正常运转。在这个过程中首先需要"主明"，心君主不能有问题，这还不够，还必须有通畅之使道，才能把君主的正确旨令传达到五脏六腑、四肢百骸等各器官，倘使道闭塞，不仅会生病，甚至生命也难以维持。

30.传统之八法——汗、吐、下、和、温、清、消、补，皆通使道之法，故医家之能，唯通使道者也！

八法是清代程钟龄《医学心悟》确立的，后得到公认。八法基本能概括临床上常用之治法。这八种治疗方法，归根到底都是一个"通法"。如汗法使表气通，吐法使浊气通，下法使腑气通，和法使肝气通，温法使阳气通，清法使热气通，消法使痰、食、湿、瘀通，补法使精气通（以补为通）。正如清代医家高士宗说："但通之之法，各有不同。调气以和血，调血以和气，通也；下逆者使之上升，中结者使之旁达，亦通也；虚者助之使通，寒者温之使通，无非通之之法。若必以下泄为通，则妄矣。"（《素问直解》）

"通"何以疗诸病呢？这是因为通畅了心神之使道，使道一通，一切均安。因此，医学就是干通畅使道的工作，也只能干这一点点工作。因为"心"原则上是不能病的，"心"真的生病了，这生命则不存在了，治疗毫无价值。如此说来，八法皆通，也就可以理解了。

31.《素问·六节藏象论》曰："形藏四，神藏五，合为九藏以应之也。"神、魂、魄、意、志，生命过程与现象之精妙处。

人生命过程与现象，包括形、气、神，"形藏四"即有形化物之器官，如胃、大肠、小肠、膀胱等；"神藏五"者，指心藏神，肝藏魂，肺藏魄，脾藏意、肾藏志，此人精神心理之全部也，是心之最重要功能。神是人体生命现象的总称，是广义之神，谓"五神藏"，心中藏神，这相对为狭义之神，其他四脏也有神的功能，这就是魂、魄、意、志等精神活动。

"神"，是人体生命活动的反映，也是脏腑经络气血的集中概括，故曰"得神者昌，失神者亡"。

"魂"，是精神活动的一部分，《灵枢·本神》有"随神往来者谓之魂""肝藏血，血舍魂"、《类经》有"魂之为言，如梦寐恍惚，变幻游行之境皆是也"的记载。

"魄"，是精神意识活动的一部分，属于本能的感觉或动作，如听、视、冷热痛痒等，与人体之"精"密切相关。如《灵枢·本神》有"并精而出入者，谓之魄"、《类经》有"魄为之用，能动能作，痛痒由之而觉也"的记载。

"意"，为精湛的思虑。孙思邈在《千金翼方》早有"医者，意也"的名言，《后汉书·郭玉传》也有"医为言意也"的记载，《旧唐书·许胤宗传》也有"医者意也，在人思虑"的记载，并强调"医特意耳，思虑精则得之"。孟子曰："心之官则思。"善于用心思考者，才能达到意会和领悟，成为良医。《灵枢·本神》谓："心有所忆谓之意。"并进一步说"意"不仅是心之功能，与脾也有关，说："脾愁忧而不解则伤意，意伤则悗乱，四肢不举。"很清楚地点明"脾藏意"与精神思维的关系。

"志"，指专注的思想意念。《素问·宣明五气》："肾藏志。"王冰注："肾藏志，专意而不移者也。"《灵枢·本神》："意之所存谓之志。"《诸病源候论·虚劳病诸候》："大恐惧不节伤志，志伤，恍惚不乐。"是精神情绪的一种心理状态。如外界或有某种邪气影响，使"志"受到伤害，甚至出现心志亡失，都是非常严重的疾病。如《素问·评热病论》云："狂言者是失志，失志者，死。"这是受热邪的影响。此外《素问·逆调论》云："人身与志不相有，曰死。"志即心神，形与神俱，生命才能持续下去。

32.《素问·宝命全形论》曰："人生于地，悬命于天，天地合气，命之曰人。"

医学是探究生命的学科。生命从何而来，又到何处去？至今未知。但是，从古到今对生命的探究从来没有停止过。

中华岐黄医学（中医）受道家影响，认为，人的生命是"气"形成，即所谓"气聚而生，气散则亡"。天地借有形之躯壳，聚之以气，成形为命，气散精离，形体则亡！有形之体回归自然，气精飘忽寰宇，到哪儿去了？给人类留下一个永远探究的谜。

关于气之概念，《内经》有详细论述，是当今对生命现象认识相对完整的学科。"气"字在《内经》出现2952次，有关"气"的词目996条，认为气是天地之本源，气是万物的始基。由此推论，人之生命理所当然来自于"气"，气聚则生，气散则亡。

我们在临床上发现，人生之命，神、气、形也。心神是气与形的主宰，而神、气、形三者，依靠"使道"沟通，四者缺一不可。医者之能，唯通使道者也，这是本书之纲（著眼）。

33.《素问·八正神明论》曰："神乎神，耳不闻，目明心开而志先，慧然独悟，口弗能言，俱视独见，适若昏，昭然独明。"

此描绘是精神世界的"心领神悟"的一种意会境界，其中融汇了道家、儒学、佛学的理念，强调"心开"的极端重要性，心开才能神悟。道家有"道昭而不道"；儒家有"七十而从心所欲，不逾矩"（《论语·为政》），按内心的思想、欲望和道德意识去指导行为，这种理想中的仁心产生，必须有修养的过程，达到心开而礼至，自然去实现仁礼之心，一点也不会感到约束之不快；佛学"涅槃妙心"，主要是指人心的觉悟，达到那种心的境界，即可成佛，故曰"心即是佛"。

上述《素问》这一段文字，深刻地阐明了心神在生命现象中的伟大作用，具体到人则主宰一切精神心理活动。

我们常说，学好中医必须要有悟性，这个"悟"，是"心开""慧然独悟"，有一个长时间读经典、参临证、多思考的积淀的过程，这些微妙的道理老师不可能用语言、文字来表达，是看不见的，只能通过你的心去感受、体验，某一刻水到渠成，突然"心开""独悟"，对某一方面的智慧就出现了，用到临床上就有显效，生命为之豁然！这即所谓"神"，心神之所至也。

其实，做任何行业，七十二行，百般武艺，不出其外。过筋过脉的道理与经验在你的心中，前人写在书上的、别人高谈阔论的，都不重要了，最重要的是自己用心去思考。

孟子说："心之官则思。"孔子曰："学而不思则罔。"独立思考。"十阅春秋，然后有得。""进与病谋，退与心谋。"（《温病条辨·自序》）"医者意也，善于用意（心），即为良医。"（《千金翼方》）此之谓也。

34.《素问·六节藏象论》曰："心者，生之本，神之处也。"《灵枢·师传》曰："五藏六府，心为之主。"

人的生命过程与现象，有行为与心理两大机能，通过"心"的作用，协调整合为一体，即形为心之体，心为形之用，正如张介宾所说："形为神之体，神为形之用。"

"人身之神，唯心所主。"（《类经·藏象类九》）

"心藏神"，藏者，贮藏、主宰也。气与神在生命过程中是核心，"心"将气与神协调统一起来，从这意义上说，"心"包罗生命过程的全部。

35.《三元参赞延寿书》曰："身者，屋也；心者居室之主人也。主人能常为之主，则所谓窗户栋梁垣壁皆完且固，而地元之寿可得矣。"

此形象地说明，人体有形之躯体与无形之精神心理之间的关系。心在生活生命过程中始终是起着主宰作用，只有心神正常才能保证人的身体无病、少病、健康，以实现尽可能的长寿。

36.《医先》曰："一切病皆生于心。"

此明代王文禄在《医先》中的名言。强调心者君主之官、统摄全身的重要性，心藏神，心神不宁，主不明则十二官危，这在养生、疗疾、治病、延寿中都值得高度警惕！

神识篇

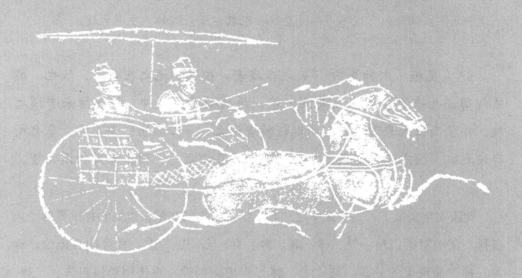

"心藏神……"(《素问·宣明五气》)神是生命过程中的自然现象。

识,寄舍于心,心为"任物""处物"的主宰,是后天的感知、处理和生智过程,包括意识、欲望、道德、礼仪、思维、判断、记忆和顿悟等。

中医学在中华心学文化沃土中成长起来,对心病神识具有系统的理论认识,临床上积累了丰富经验,疗效确切。本篇将相关神识的临证辨治类编于次,把历代未曾道破的疑难杂症提到心病这个层面上来辨识与讨论。

毋庸讳言,当今对生命过程与现象的概念难定,奥秘未解。但不可"守株待兔",坐等理论曙光,当不揣冒昧,权以临床实效为依归,把工作先做起来,并记录于此,点滴之识,很不成熟,企盼在求教中探求新知,发现问题。

37.《灵枢·本神》曰:"天之在我者,德也;地之在我者,气也,德流气薄而生者也。故生之来谓之精,两精相搏谓之神,随神往来者谓之魂,并精而出入者谓之魄,所以任物者谓之心,心有所忆谓之意,意之所存谓之志,因志而存变谓之思,因思而远慕谓之虑,因虑而处物谓之智。"

此段文字美极了,是中医学之"心"学最重要的文献,也是心神世界的经典概括。文中对德、精、气、神、魂、魄、意、志、思、虑、智等均有记论,皆为心神生命现象的显露。如:"心,怵惕思虑则伤神,神伤则恐惧自失。""脾,愁忧而不解则伤意,意伤则悗乱。""肝,悲哀动中则伤魂,魂伤则狂忘不精。""肺,喜乐无极则伤魄,魄伤则狂,狂者意不存人。""肾,盛怒而不止则伤志,志伤则喜忘其前言。"还有"肝藏血,血舍魂。""脾藏营,营舍意。""心藏脉,脉舍神。""肺藏气,气舍魄。""肾藏精,精舍志。"

历代注家颇多发挥,智仁各见,但心神主率,藏腑从之,所谓血、营、脉、气、精多非实体,这是有所共识的。

38.《灵枢·九针论》曰:"五藏:心藏神,肺藏魄,肝藏魂,脾藏意,肾藏精志也。"

神、魂、魄、意、志,皆心神意识活动。神,主宰形体与心神之整体;魂,心神之潜能,生命现象;魄,胆识气度;意,思维记忆能力;志,涵智,演悟创新能力。

在中医文献中,对神、魂、魄、意、志多有记论,间有出入,如《灵枢·本神》还有:"德""虑""智";《难经》有"五藏有七神",谓:"藏者,人之神气所舍藏也。故肝藏魂,肺藏魄,心藏神,脾藏意与智,肾藏精与志。"七神这些心神活动的产生,是人对外界的反应,五藏皆可导致心神异常,而心神活动失常,也会反过来影响五藏的生理功能。还有诸多生命现象、心神活动处于探索阶段,人类知之不多,有待进一步求证、研讨,万不可急于求解。

39. 痛痒之症,心神病也。痛与痒纯系神识之感觉,如心气畅而血脉通,何来疼痛?心气悦而情志乐,虽痒而可克制。诸如心寒冷痛,心热肿痛,心瘀刺痛,心郁胀痛;心情舒畅虽痛则缓,心绪不良则痛急;心烦急躁则痛剧,心平气和则痛消;心神不宁则惊痛,心脉狭窄则闷痛。痒为痛之渐,痛为痒之甚也。

《素问·至真要大论》曰:"诸痛痒疮,皆属于心。"至理也。痛与痒虽婴童亦有感受,乃人心神识之本能,故凡治痛痒者必顾及心。

《素问·举痛论》专言其痛,着重论寒邪为主,如痛不可按,乃寒邪稽留,与热相搏;按之痛止,是为虚寒;按之痛不止,为实寒;持续性痛,为久寒;痛引他处,为寒滞经络;痛处搏动应手,为寒滞脉中;痛而有积块,为寒凝血滞。

痛症病因虽多,六淫七情皆可为痛,但寒之为痛尤多,因此《素问·痹论》有云:"痛者,寒气多也,有寒故痛也。"此处之寒,阴也;心者,火藏也,寒邪易伤心火，使之不通而痛者，故痛与痒皆心神之病，临证不可轻视。

40. 烦者，邪火扰心也，故多称心烦。烦无症状表现，为不安的心神状态；躁为烦之剧者，常见肢体症状。烦为心病之初，不可轻视。

烦者，"热头痛也"（《说文》）。热邪扰头，为何心烦？对心神与头脑的关系，古人早有发现。在《难经·六十难》中就有"头心之病"的记述，说明烦是人心神情绪的一种体验与感受，不一定出现肢体表现，现代器械检查难以捕捉，是诸多心神病症的前奏，如烦致不寐、烦致心悸、烦致虽饥不食、烦致躁动、烦致癫狂、烦致发怒等，故除烦解烦是防治心病的重要方法。仲景对"烦"的论述独具特色，在《伤寒论》中对烦的辨识与治疗，条文有数十条之多，专论"烦"者有61条，"躁烦"有5条，说"不烦"的也有2条，其篇幅可谓壮观，足见仲景当年对"烦"这一状态的重视。仲景创制了不少卓有疗效的治烦方剂，后世医家也有发挥。

虽烦为邪火扰心者，是述其多见，但也不尽然。如小建中汤所治之烦悸，小柴胡汤所治之烦呕、瓜蒂散所治之烦满饥而不能食、黄连阿胶汤之治烦不得卧，并非皆火热之一端，但扰心所致，这是肯定的，故烦为心病之初兆，必须在防治中足够重视！

41. 凡病日久，或经发汗、吐、下或多方求治乏效，而致虚烦不眠、心中懊侬，难以用言语表述、坐卧不安、反复颠倒、咽燥口苦、胸胁滞塞、或饥不食、但头汗出者，此热邪扰心，栀子豉汤主之。若少气加甘草、人参；若呕吐反胃者，加生姜、紫苏叶；若腹满者，加枳实、厚朴。配以书写静心法、甜睡养心法、发呆冥想法、静心观息法、太极拳疗法。

《伤寒论》栀子豉汤类七方均是为余热内扰而设，条文所言之汗、吐、下，或经大下之后，是为误治之经过，主要是病程日久之故。此久病必郁，郁而化火生热，热邪扰心而烦，进而出现诸多心神病症。

● **栀子豉汤方（《伤寒论》）**

炒山栀子 20g　淡香豉（纱布包）30g

上 2 味，分别以凉水 400mL 浸渍 30 分钟，先煮栀子 30 分钟，加入淡香豉再煮 20 分钟，取药液 200mL，分两次温服。

方论：本方清透胸膈间无形邪热。方中山栀子苦寒，入心、肝、肺、胃、三焦经，清泄余热，解郁除烦；又可引热下行，降而不升。正如《本草备要》所言："泻心肺之邪热，使之屈曲下行从小便出，而三焦之郁火以解。"淡豆豉辛香而甘，气味轻薄，入肺、胃经，善于宣肺透热，和胃除烦。二药配伍，降中有宣，药味少而力专。

原方栀子用生，今用炒者，是减轻其致腹泻便溏的副作用。虚烦不眠者，加炒酸枣仁 15g；胸胁胀满者，加北柴胡 10g，香附 10g；气短、乏力倦怠者，加甘草 8g，人参 10g；呕恶、胃气上冲者，加生姜三片，紫苏叶 10g；腹满胃胀者，加枳实 8g，厚朴 10g。

42. 病患反复未愈，病程超 30 天以上，烦、热、口苦、口渴、思冷饮，夜间入睡困难，食欲旺盛，虽胃腹未空，但仍有不停进食之欲望，难以自已，脉滑数有力，舌质红而苔黄。此实热扰心，清胃除烦汤主之。配以音乐悦心法、书写静心法、静心观息法。

此热之积，有饮食之热，凡辛辣、煎炒、烟熏、卤烤之品，或进服辛温热燥之补药，或长期嗜酒，牛、羊、鹿等动物食物过多，日久滞胃，蕴而生热。必须节制此等饮食，只靠药物，殊难治愈。

● **清胃除烦汤方**

升麻 20g　黄连 5g　生地黄 20g　生石膏 30g　炒山栀子 15g　淡竹叶

10g　连翘 10g　生甘草 5g

上 8 味放入药罐，凉净水浸渍 30 分钟，令咀片湿透，加水淹过药渣面 2cm，先用大火煎煮，至沸后改小火再煮 25 分钟，倒出药液；加水再煮，连煎两次，合药液，约 450mL，分 3 次温服，每日 1 剂。忌食滋补保健药品，饮食宜清淡，不宜食用烧烤、油炸、卤制等。

方论：此方为中焦热邪扰心而设，乃《脾胃论》清胃散减丹皮、当归，加生石膏、山栀子、淡竹叶、连翘、生甘草而成。是方以黄连苦寒，善清中焦积热为主药；升麻宣达郁遏之火；生地黄凉血滋阴；配山栀子清三焦之热；生石膏甘寒，以加强清热之力，亦可防黄连苦燥之性；淡竹叶直凉心中之火，连翘善除心中客热，甘草调中以护胃，共奏清胃除烦之效。

43. 患者咽干口燥，夜间睡眠欠佳，惊悸易醒，五心灼热不适，坐卧不安，烦躁难静，脉细而数，舌苔少，舌质红或剥落少津。此阴虚内热之烦，宜滋阴除烦汤。配以静心观息法、甜睡养心法。

热病、久病（如肺结核、恶性肿瘤、肝硬化、糖尿病等）伤津耗液，日久虚热上扰心神，或虽无重病，然长期劳逸过度，夜不能正常就寝，阴液暗耗，或房事过多，阴精亏损，皆可导致先烦而后诸症蜂起，久久不能安宁。

● 滋阴除烦汤方

天冬 20g　麦冬 15g　生地黄 15g　茯神 20g　炒山栀子 15g　百合 20g　生牡蛎 30g　地骨皮 15g　北五味子 8g　生甘草 8g　糯小米 15g

上 11 味，按常法水煎 2 次，小火，时时搅之，以防锅底结糊，药液合之约 450mL，每日分 3 次，餐后 1 小时温服。

方论：此方滋阴清热除烦。生地黄滋阴清热以治本；天冬润五脏，镇心；麦冬入心，长于滋心阴，除心烦；五味子以敛心气之耗散，其味酸与诸药之甘，化阴以滋其本；糯黄小米者，为秫米也，濡润滋阴，补中安神除烦，配百合、生牡蛎、地骨皮、甘草，均不离其主旨。

本方滋腻，大便溏薄、腹胀、苔厚腻者不宜，或加砂仁、藿香以制其弊。

44. 胸胁胀痛，心烦易怒，口燥咽干或口苦，潮热多汗，倦怠嗜卧，怔忡目眩，脉多弦滑。此等患者常抑郁不乐，气滞之烦，开郁除烦汤主之。交友疗心法、助人乐己法、音乐悦心法亦主之。

肝苦急，肝喜条达，肝欲散。郁滞不通，气郁化火，火热扰头则心烦善怒者；故肝气是起因，烦心是先兆，痛胀是表现，扰心不宁是病机之本，余谓"郁乃心病"者，即为此义。

● **开郁除烦汤方**

北柴胡 20g　丹皮 15g　炒山栀子 15g　白芍 15g　香附 15g　茯苓 30g　当归 10g　甘草 8g　生谷芽 20g　生麦芽 20g　合欢皮 15g

上 11 味，按常规水煎 3 次，合药液约 450mL，分 3 次温服，不拘餐前后均可以。

生活起居，注意逸情畅怀，宽以待人，助人为乐，多做户外集体活动，多与他人交流，不宜一人独居，或久坐看电视、玩游戏等。需要用药，但又不可依赖药物。

45. 身热烦渴，大便干结不通，腹满难眠，小便短黄，面色红赤，脉滑而有力，舌苔黄燥，舌质红。此实热之烦，宜导热除烦汤。神昏烦躁甚者，可另服安宫牛黄丸一粒。

里热炽盛，上扰心神，故烦渴而难眠，需釜底抽薪，急下除烦，否则恐有发狂动血之虞。此烦多见于昏迷谵语急重症之前兆者，不可等闲视之，以防其及心及脑也。

●导热除烦汤方

生大黄（后下）10g　元明粉（冲）5g　赤芍15g　生地黄20g　炒山栀子15g　川黄连5g　枳实15g

此方生大黄后下，只宜煎沸5分钟即可；元明粉冲服，当视大便通畅与否，以及大便是否燥结，可随时调整剂量。方中赤芍、生地黄、山栀子、川黄连、枳实五味，按常规水煎2次，取药液300mL，每次150mL，每日可服3～4次，大便通畅后则减量服，小便量少而黄者，加滑石30g，茯苓30g。

方论：方中生大黄、元明粉（芒硝之精炼者）攻下肠中结热，以通阳明；黄连苦寒，清心胃之热；生地黄甘寒，清热凉血，兼滋阴养液；赤芍清热凉血，又能活血兼利水；枳实苦寒，破结实，消胀满，助硝、黄推荡积滞，加速热结之排泄，再配山栀子之清三焦之热，使腑实通，炽热去烦消除，而心神清，清窍宁，诸症悉疗。

注意此方大剂荡热，只可急用暂服，中病即止，不可久用。

46. 消瘅之为病，其性刚躁，多怒而气上逆，面目红赤，胸中积郁，心脉不畅，蓄而生热，热则消灼肌肤，则食多而肌瘦不眠，此为心刚也，铁落逍遥汤主之。甚者加钩藤、龙胆草，配以静心观息法、发呆冥想法。

临证常见食欲旺盛者，见食物很想吃，虽胃胀，肠中难化，大便每日数次，亦难自控其食欲者，此实是心病使然，常先郁热，后及心，只知疏肝解郁，多难获效，必治其心。

《灵枢·五变》有言："其心刚，刚则多怒，怒则气上逆，胸中蓄积，血气逆留，臗皮充肌，血脉不行，转而为热，热则消肌肤，故为消瘅。"把疾病的病理过程说得清楚，临证不宜仅停留在肝郁化热的层面上。

《太平惠民和剂局方》逍遥散，疏肝解郁，养心健脾，乃经世名方，备受古今医家推崇，其加减之方有数十种之多，适应病症也比较广，不可局限于疏肝之说，尤其是其中养血宁心的作用不可忽视。加铁落者，系用其镇惊安神、重坠平肝之效；钩藤、龙胆草泻肝火，以免火邪扰心。

●铁落逍遥汤方

生铁落 40g　北柴胡 20g　当归 20g　白芍 20g　茯苓 20g　炒白术 20g　薄荷 5g　甘草 10g　生姜三片

上 9 味，先将生铁落用清水 500mL 煮沸 30 分钟，静置。另 8 味先用凉水浸渍 1 小时，水不宜多，能浸湿咀片即可。加入生铁落药液，共煮 30 分钟，连煎煮 2 次，取药液约 600mL，分 3 次温服。

方论：本方传统以肝郁立论，实肝之郁者，所出现的诸多临床表现皆心神之病，如多怒、胸闷积郁、不眠而烦躁等，肝郁气滞仅起病之因。当归、白芍养血，茯苓宁神；白术培土以养心，为后天资生之要药；柴胡、薄荷、生姜以辛味通之，枢机得畅，使道得通，心热可解；再加重坠镇心之生铁落，则怒、热、疲、躁豁然而安。

钩藤剂量宜大，30g 以上；龙胆草其苦味甚烈，10g 足矣。

此外，在本书附录的超药物疗心法篇中，有情趣休闲法、太极拳疗心法、暗示疗心法、书写静心法等，也可供选用。

47. 凡病十余日未愈，时冷时热，胸胁苦满，嘿嘿不欲饮食，心烦喜呕，或心下悸，或渴，或胸中烦而不呕，或腹中痛，或胁下硬满，或咳、休作有时，或口苦、咽干、目眩、脉弦。此肝火内郁，枢机不畅，邪热扰心，小柴胡汤主之。配以欢笑开心法、讲个故事给人听等，可以提高疗效。

凡病，经十余日不愈，虽为小病、轻病亦当引起重视，即使感冒，反复多日，亦有内患之虞。时冷时热者，即往来寒热，不一定呈交替出现，患者自觉穿上则热，脱下又觉冷，多不是发热而是因心神紊乱所致；苦满者，为满而痛苦难受；嘿嘿者，音义同默默，即情绪抑郁，不欲言语；喜呕，呕者有声无物，谓干哕一次即可觉得舒服片刻，都不是很确定的临床表现，正如柯琴所言："看苦、喜、不欲等字，非真呕真满不能饮食也。"据现代认识，《伤寒论》中所提到的上述这诸多症状，都不是用仪器能查实的，即使心烦、心悸，心电图、超声也大多是正常的。

余认为，病机当为肝胆火热内郁，气机不畅，邪热扰心所致。与久病、反复、误治、多方治疗乏效等各种情志压闷有关，不论轻重多少，大都涉扰心神，当属郁病、心病范畴。

●小柴胡汤方（《伤寒论》）

北柴胡 30g　黄芩 10g　人参 10g　法半夏 15g　甘草 10g　生姜 10g（切）　大枣 15g

上 7 味，以凉净水浸渍 1 小时，煎煮 2 次，去滓，取药液 1000mL，再煎取 450mL，温服 150mL，每日 3 次。若胸中烦而不呕者，去半夏、人参，加瓜蒌实 15g；若渴去半夏，加花粉 15g；若腹中痛者，去黄芩，加芍药 15g；若胁下痞硬，去大枣，加生牡蛎 30g；若心下悸，去黄芩，加茯苓 25g；若不渴、外有微热者，去人参，加桂枝 10g，温覆微汗愈；若咳者，去人参、大枣、生姜，加五味子 10g，干姜 10g。

方论：原方为邪入少阳，肝胆内郁，枢机不利，正邪分争而设。治疗大法是和解少阳，宣达枢机。所谓和解宣达者，即是"通"的意思，心神使道得通，郁邪得逐，则诸症悉解。

小柴胡汤古今应用极广，相关各科疾病都可选用，而且有确切疗效。据现代临床研究表明，本方用于西医所称的神经官能症、癫痫、顽固性失眠、感觉障碍、经前紧张综合征、产褥期精神障碍和更年期综合征、抑郁症等均有较好疗效。

临证时，如少汗不通者，加紫苏叶、薄荷各 15g；胃腹胀满者，加神曲 20g，木香 10g；失眠多梦者，加合欢花 10g，夜交藤 30g；气郁闷胀者，加香附 15g，青皮 10g，并附良言以释其虑。

本方煎服法中，去滓重煎尤为重要，旨在和解表里、和解肝胃、和解心脾，使"通"者也；浓缩之药液利于胃肠，也利于心神，有别于重剂大碗药液加重胃肠、心神之负担，可让患者乐于接受！

48. 嗳气有声，亮而高亢，有如乐音，休作有时，作而后快，须臾又作，经年不愈，或上腹痞满，久病未衰，仅以气逆治之难效。此心病也，旋覆代赭加远志、石菖蒲、郁金汤主之。静心观息法、闲聊解闷法亦主之。

嗳气俗称打嗝，指气从胃腹而出，并发出声音，与呃逆（膈肌痉挛）之声不同。本条之嗳气者，中医称噫气，与饮食过多（饱嗝）无关，常经年累月，嗳气有清亮高调之音响，可以在十几米外都能听到，患者发病无定时，嗳气发声后自觉舒服一些，继而又作，常有先吞气的动作，随即排出，不能自止。

噫气者，为五气之一。《灵枢·九针论》有"五藏气，心主噫"、《素问·宣明五气》有"五气所病，心为噫，肺为咳，肝为语，脾为吞，肾为欠为嚏"的记载。"心为噫"之噫是感叹声，包括叹息、悲痛、悲哀、感慨、惊奇等可能发出之声音。导致噫气者，多为早期长时间气郁滞阻过程，肝气不伸，木不能疏泄，肝木克胃土，胃气上逆，日久则郁而化火，火热扰心，心神不宁，导致经年累月的嗳气不除，一般尚伴心悸易惊，失眠多梦，或胃中胀满不适、时轻时重，或两胁窜气、游走不定，胃纳减少，大便黏滞不畅，舌苔多白而厚腻，舌质淡而不红。

《伤寒论》旋覆代赭汤，是为吐、下之后胃虚、痰结、气逆而设，主症为"噫气不除"。据《素问·脉解》对噫的解释："所谓上走心为噫者，阴盛而上走于阳明，阳明络于心，故曰上走心为噫也。"可见，对于临床上十分常见的嗳气（噫）者，经久不愈，久病不衰，治疗之策，不全在胃，一味和胃降逆往往难以奏全功，应该考虑对心的治疗，如开心气、补心血、温心阳、安心神，都是治嗳气的有效策略，此治本之策也。

●旋覆代赭加远志菖蒲郁金汤方

旋覆花（布包煎）30g　人参20g　生姜30g　代赭石（包煎）10g　姜半夏20g　大枣20g　制远志10g　石菖蒲10g　郁金20g　甘草10g

上10味，以净凉水浸渍1小时，使咀片浸透湿润，加水至淹过药面2cm许，小火至沸后30分钟，去滓再煎取药液450mL，每次温服150mL，每天服3次。

此病中年以上妇女尤多，可加百合、淮小麦以养心安神；胁肋窜气，时痛时胀，可加香附、青皮少许；冲气上逆如奔豚心悸者，可加川桂枝、茯神。

远志、菖蒲、郁金开心散郁，降逆理气，于本病有画龙点睛之效。

方论：《伤寒论》旋覆代赭汤用于久病屡经吐下误治，正气耗伤而虚气上逆者。柯琴论曰："此方乃泻心之变剂。以心虚不可复泻心，故去芩、连、干姜辈苦寒辛热之品。心为太阳，通于夏气，旋覆花开于夏，咸能补心而软痞硬；半夏根成于夏，辛能散结气而止噫。二味得夏气之全，故用之以通心气。心本苦缓，此为贼邪伤残之后而反苦急，故加甘草以缓之。心本欲收，今因余邪留结而反欲散，故倍生姜以散之。虚气上逆，非得金石之重为镇坠，则痞硬不能遽消，而噫气无能顿止，代赭石秉南方之赤色，入通于心，坚可除痞，重可除噫，用以为佐，急治标也；人参、大枣补虚于余邪未平之时，预治其本也，扶正祛邪，神自安。"（《伤寒来苏集》）今之学者，望文生义，谓噫为胃中之气，殊不知胃中确有其气，何以上逆不下？乃心病使然，故当治心，再加远志、菖蒲、郁金开心散郁顺气，如《得配本草》载远志："开心气，去心邪，利九窍。"《本经》载菖蒲："开心孔。"《珍珠囊补遗药性赋》载菖蒲："开心气，散冷。"《中医百家药论荟萃》载郁金："清心解郁。"其噫气上逆、痞满豁然而消。

49. 心胸灼热，烦躁不安，脉洪实，舌苔黄，舌质红而不淡，或吐血、衄血，或大便干燥、色黑如漆，或口气秽臭者，宜泻心汤加生地榆。

此心火亢盛，迫血妄行之证。邪热内炽，扰乱心神于内，迫血妄行于上。用泻心火之大黄、黄连、黄芩，釜底抽薪治其本；加生地榆清热止血治其标，为治吐衄之神方也。

● 泻心汤方（《伤寒论》）

熟大黄 20g　黄连 10g　黄芩 10g

上 3 味，以凉净水浸泡半小时，加热煮沸 15 分钟，取药液 300mL，顿服之。大便未解，或已解大便，仍干燥结硬难出者，再服。吐衄者，加生地榆 30g，同煎；出血不止，再加仙鹤草 30g，三七粉 5g（冲服）。

本方用大黄之剂量，当视患者的大便状况而定。大黄有生药品种的不同，炮制方法与工艺的差异也常常导致效果不同。用药后当以轻泻为度，大便每天 1～2 次，微稀糊即可。如此即可清热泻火，平息烦躁，解毒止血，并有一定化瘀作用。

50. 火邪为犯，常致心病。表现为烦躁、烦满、烦咳、烦悸，神志恍惚，夜卧不安，触目多惊，畏缩不前，日不敢独行，夜不能独卧，或双眼频频眨动，或面肌不自主抽搐，或哭啼，或咒骂淫猥秽语，脉多弦数有力，苔黄质红少津。此心神被扰，清心安神汤主之。配以静心观息法。

火邪者，指误用或过用烧针、艾灸、火熏、电针、辛温药物等劫伤心阴，也有长期夜班作业，阴阳颠倒，或单相思失恋，或好歌舞娱乐过度，或玩电脑、手机、游戏等诸多因素致夜间不眠。虽无火劫之因，亦久伤阴液，阳亢成火，火扰心神，致心神不安，兴奋异常。

惊与悸者，有虚有实，有外内轻重之别。《资生篇》谓："有所触而动曰惊，无所触而动曰悸；惊之证发于外，悸之证发于内。"后世也有惊悸与怔忡之辨，谓惊、悸、怔忡者皆为心跳之感觉，惊悸有外因所致为实，怔忡无外因所致，一般为虚弱。

眼眨动、面肌抽搐、秽语、咒骂，这是心病及肝，肝风内动使然！

●**清心安神汤方**

川黄连 5g　生地黄 30g　生甘草 10g　天冬 15g　麦冬 15g　生牡蛎 30g　茯神 30g　珍珠粉（冲）2g　合欢花 10g　生铁落（另煎）60g

上 10 味，除珍珠粉、生铁落之外，其余均用凉净水泡浸 1 小时；先将生铁落单用水煎开半小时，取药液 200mL，加入预先浸泡的药咀片中，一起煎煮沸后半小时，连煎 2 次，得药液 500mL，分 3 次温服，随药液冲吞珍珠粉。

如若大便干燥，排出困难，加生大黄 5g，另煎沸后 3 分钟，视大便情况以定服药之量，不知再服，便通即止，不可久服。肝风内动，当加钩藤、生白芍、羚角粉，以平肝清热，剂量当辨证而定；情志不遂，郁而难解者，加香附、郁金、萱草花、糯小米。

51. 病有心中悸而烦者，食纳欠佳，手足疼热，咽干燥而不欲饮，或腹中隐痛，或梦遗失精。此心脾虚，神不宁，宜宁心建中汤主之。音乐悦心法、情趣疗心法可供选用。

心中悸而烦，且食纳欠佳者，应是中焦脾虚气血不足，营卫失调，病机重点在心，故四肢手足疼热，有不明之状，咽干燥而不欲引饮以润，加上腹中之隐隐作痛，梦遗，乃心肾不交、神识不宁之故。

●**宁心建中汤方**

川桂枝 10g　白芍 20g　大枣 15g　生姜 10g　甘草 6g　当归 10g　黄芪 20g　茯神 15g　饴糖一匙

以上除饴糖之外其余 8 味加凉净水浸透，加热至沸后 25 分钟，连煎 2 次，取药液 450mL；加入饴糖，再煎微沸使饴溶化，分 3 次温服。男子失精、早泄，女子梦交白浊，加煅龙骨、牡蛎各 20g。

方论： 此方以建中为名，为建中气之方。当归、黄芪者，补益气血，茯神宁心，有标本兼治之效。心神宁，气血充，其悸、烦、痛、热皆悉然而痊。遗精、早泄、功能性阳痿，大多心神受扰使然，用本方开郁通心治诸不足，均有良效。

52. 患病反复月余以上，胸满烦惊，全身重疼，昼夜难眠，或独语避人，或恶梦多疑，甚或躁烦谵语。此枢机不通，心神不宁，柴胡加龙骨牡蛎汤主之。配以暗示疗心法、催眠疗心法、验案示范法、从欲顺志法。

病程在 1 个月以上，一般多经数次治疗。或误治汗、下，邪热内陷；或对病情不解，内生疑惑，遂致气郁不通，枢机不利，郁热扰心，神识不宁。其中胸胁满闷、烦热而惊悸不宁是为重症。患者可有复杂而难解之症，或多梦少寐，或欲自杀，或多猜疑，或自悲不愿与外界交流，或全身无力、信念缺失，或坐卧不安等，甚至大便不通，热烦狂躁难以自控。

● **柴胡加龙骨牡蛎汤方（《伤寒论》）**

北柴胡 20g   黄芩 10g   生姜 15g   人参 10g   桂枝 10g   茯苓 20g   法半夏 15g   大黄（后下）10g   龙骨 20g   牡蛎 20g   大枣 15g   生铁落 60g（代铅丹）

上药先将生铁落用凉水煮沸 30 分钟，大黄另包，其他 10 味用凉净水浸渍 1 小时，加入生铁落之煎液，共煎至沸后 25 分钟，加入大黄 5 分钟停火，取药液 450mL，分 3 次温服，大便未通者，可将生大黄药粉吞服，令大便通畅为度。

方论： 本方表里兼顾，补泻齐施，通镇并用，所涉病机较广，权用"错杂"二字概之。正如《医宗金鉴》所云："是证也，为阴阳错杂之邪；是方也，亦攻补错杂之药。柴、桂解未尽之表邪，大黄攻已陷之里热，人参、姜、枣补虚而和胃，茯苓、半夏利水而降逆，龙骨、牡蛎、铅丹之涩重，镇惊收心而安神明，斯为以错杂之药而治错杂之病也。"（《医宗金鉴·订正仲景全书·伤寒论注·坏

病篇》)

依余所见,《金鉴》所论"安神明"三字已切中要害。此方证病机重在心神不宁,除龙、牡、铅丹(生铁落)镇心之外,柴胡解郁通达,桂枝通阳,大黄泻热保心神不被邪扰,人参宁心,姜枣和营卫,处处未离"心神"之治。至于症见之纷繁复杂者,条文只能举其要,稀奇古怪之症不胜枚举,本方不畏"错杂",专为"错杂"而治之。

53. 凡病,经治月余,发汗、通下之法不效,症见胸胁满微结、小便不利、渴而不呕、但头汗出、往来寒热、心烦者,柴胡桂枝干姜汤主之。

此《伤寒论》少阳病兼水饮内结的证治。原条文中"伤寒五六日,已发汗而复下之",言病久经多方治疗,不必拘泥于日数。其少阳证者必枢机不利,水饮内结者必致诸多之不通,故所见之症繁多。

● **柴胡桂枝干姜汤方(《伤寒论》)**

北柴胡 30g   桂枝 10g   干姜 5g   栝楼根 15g   黄芩 10g   牡蛎 20g   炙甘草 10g

上 7 味,以凉净水浸渍 1 小时,煎至沸后半小时,取药汁 600mL,再煎取 300mL,温服 100mL,每日 3 次。

如心悸加茯神,不寐加酸枣仁,烘热加合欢皮。

方论: 本方即仲景小柴胡汤去半夏、人参、生姜、大枣,加桂枝、干姜、栝楼根、牡蛎而成。柴胡作为君药,通达清阳之气,利枢机;黄芩清胸胁之热。因不呕,故去半夏;水饮内停,壅滞微结,故去甘塞之人参、大枣。方中栝楼根、牡蛎逐饮开结消满,桂枝、干姜通阳散寒化饮,甘草调和诸药。乃寒温并用,攻补兼施,既有和解表里之功,又有温中散结之力。唯通心阳、解郁气是本方核心功用,故后世对诸多心神之病证,延用多效。

54. 病不论新久，凡妄言乱语者，皆心神被扰，病急危重也。如声音气粗，发热，大便干燥不通，脉滑数，苔黄质红少津，见谵语，实热内盛者，宜承气汤等，如仲景大小承气、调胃承气及吴瑭牛黄承气、新加黄龙、宣白承气、增液承气、导赤承气等，临证辨而分治，中病即止，不必尽剂。如语言低微，重复无序，脉虚而无力，苔白质淡多津，见郑声，阳虚内寒者，宜四逆汤、参附汤等，如仲景四逆加人参汤、茯苓四逆汤、通脉四逆汤。

言为心声，语言之错乱是临证测知神识最简单直接的方法。疾病不论新久，或突然高热新病，或久病经年，慢病渐衰，出现谵语、郑声者，这是心神无主的表现，"主不明则十二官危"，病至此，多危重，必须立即救治，不可延误。

● **大承气汤方（《伤寒论》）**

酒制大黄 10g　厚朴 15g　枳实 15g　芒硝 10g

上 4 味，以凉净水浸泡厚朴、枳实半小时，煮取药液 350mL，内大黄，更煮取 300mL，去滓，内芒硝，更上微火一二沸，分温再服。得下，余勿服。

● **小承气汤方（《伤寒论》）**

酒制大黄 10g　厚朴 10g　枳实 10g

上 3 味，以凉净水先浸后煮沸后 20 分钟，取药汁约 200mL，去滓，分温二服，服后大便 1～2 次者佳。

● **调胃承气汤方（《伤寒论》）**

炙甘草 20g　酒制大黄 10g　芒硝 10g

上 3 味，以凉净水浸透 20 分钟，以水 300mL，煮甘草、大黄，去滓，取药液 150mL，内芒硝，更上微火一二沸，温服 50mL，以调胃气，勿令大泻。

● **新加黄龙汤方（《温病条辨》）**

细生地 20g　生甘草 8g　人参（另煎）5g　生大黄 10g　芒硝 5g　元参 20g　麦冬 20g　当归 5g　海参 2 条　姜汁（另冲）5mL

上 8 味，煎取 300mL 药液。先用 100mL 药液，冲参汁、姜汁之三分之一，顿服之。如腹中响声或转矢气者，为欲便也；候一二时不便，再如前法服一杯；候二十四刻，不便，再服余药；如服 1 次，即得便，发热及谵语诸症缓解未愈，可减量服，酌服益胃汤 1 剂，余下人参或可加入。

方论： 此方乃调胃承气加增液汤、人参、海参、当归、姜汁而成，针对正气久耗而内热大便不下。增液汤者，着眼于阴液消亡，"留得一分阴液，便有一分生机"，合人参补气、少量姜汁宣通胃气、海参甘咸食品养液补正可知。

●**宣白承气汤方（《温病条辨》）**

生石膏 30g　生大黄 10g　杏仁粉 6g　瓜蒌皮 6g

上 4 味用净凉水先浸半小时，煮沸 20 分钟，取药汁 300mL，先服 150mL，不知再服。大便仍干结不通者，生大黄可打粉冲服 3g。

●**导赤承气汤方（《温病条辨》）**

赤芍 15g　细生地 30g　生大黄 15g　黄连 5g　黄柏 10g　芒硝 5g

上 6 味用净凉水先浸半小时，煮沸取汁约 400mL，先服 200mL，视病情及大便情况再服。

●**牛黄承气汤方（《温病条辨》）**

即用安宫牛黄丸（成药）二丸，化开调生大黄末 5g，先服一半，不知再服。

●**增液承气汤方（《温病条辨》）**

即于增液汤内加大黄 10g，芒硝 5g 用净凉水浸半小时，煮沸 20 分钟，取药汁 300mL，先服 100mL，不知再服。

●**四逆汤方（《伤寒论》）**

炙甘草 10g　干姜 15g　生附子 15g（今多用制附子）

上三味，先煮附子一小时，再同甘草、干姜煮半小时，煮取 300mL，去滓，分两次温服。

方论： 本方为少阴阳衰阴盛，脉微肢厥而设。功能回阳救逆。方中附子为大辛大热之品，补益先天命门真火，能通行十二经，畅君令之使道，迅达内外为君，干姜温中焦之阳为臣，炙甘草为佐。乃回阳救逆代表经方。

本方加人参 10g，即四逆加人参汤（《伤寒论》），用法同四逆汤，功能回阳益气，救逆固脱。再加茯苓 20g，即茯苓四逆汤，用于阴阳两虚以心神烦躁为主者。

本方倍干姜加葱白，即通脉四逆汤（《伤寒论》），用于阴盛格阳之征。

●**参附汤方（见第 98 条）**

55. 患者，常有四肢不温之感，其人症见颇多，或咽中不适而咳，或心悸怔忡，或不寐多梦，或小便不适、大便不畅，或腹中隐痛时而自止。此气郁不达，通之即愈，加味四逆散主之。辅以助人乐己法、日光疗心法。

《伤寒论》第 318 条载："少阴病，四逆，其人或咳，或悸，或小便不利，或腹中痛，或泄利下重者，四逆散主之。"因冠"少阴病"三字，令注家众说纷纭，甚至有注家发出"何用四逆散，不通之至"（舒驰远《新增伤寒论集注·少阴后篇》）的感叹，皆未切中要害。近年多用四逆散作疏肝解郁之祖方，柴胡疏肝散、逍遥散等时方均出于此，临证遣用极广，正如《蕉窗方义解》云："治种种异证，不可胜计。"《餐英馆疗治杂话》记载："心下常痞，两肋下如立筒吹火，胀而凝，左胁尤甚。心下凝结，胸中痞满，郁郁不快，遇事善怒。或肩背胀……此等皆肝郁之候，宜此方（即四逆散）。当今肝郁者甚多，故此方之适应证极多。"

余临证体验，郁证诚多，但郁为病，肝郁多，但不可拘泥于肝，五脏皆可郁，凡郁多与心神有关，故其症多而杂，怪诞而不可思也。治之者，不可忘记"心主神明"古训。

●**加味四逆散方**

炙甘草 10g　枳实 15g　北柴胡 20g　白芍药 15g　川桂枝 5g　茯苓 20g　川芎 10g　郁金 15g　生谷芽 30g

上 9 味，凉净水浸渍 1 小时，令水淹过药渣 2cm，再加黄酒 10mL 共煎，煮沸后半小时，倒出药液加凉水再煮如前法，只煎 2 次，共得药液 450mL，每次 150mL，一日 3 次，温服。如咳者，再加五味子、干姜；易怒者加香附；失眠者加菌灵芝、萱草花、糯黄小米。嘱患者多参加亲友集体活动、公益事务，不宜久居独处，切忌懒奢过逸。

方论：本方以"通"字立论，气通、血通、阳通、食滞通，其中桂枝配茯苓宁心通阳最为著眼。盖郁乃心病，通郁为治，通心为本，故除药石之用外，改变患者的生活方式与环境，对治愈这诸多疾病与症状非常必要！

56. 患者病有久寒不愈，手足冰凉不温，或肢体某处寒冷，烦躁，嘿嘿不欲食，胸胁满闷，舌质淡而不红，脉细微弱者，此血虚寒厥也，宜当归四逆加吴茱萸生姜汤。辅以快步运动法、日光疗心法和情趣休闲法。

本证之手足厥冷，在病机与厥冷症状上均与四逆汤证迥然不同。本证之厥冷较轻，且多为自觉症，精神尚可，或强调肢体某局部畏风畏冷；病机是血虚，经脉失养所致。而四逆汤证是少阴肾阳衰微，厥冷至重，常有全身性精神不振、但欲寐、面色晦暗之状，临证当需注意。烦躁、嘿嘿、满闷皆血虚不通之状。

● **当归四逆加吴茱萸生姜汤方（《伤寒论》）**

当归 15g　白芍 15g　炙甘草 10g　桂枝 12g　北细辛 6g　生姜 30g　吴茱萸 10g　大枣 15g　通草 6g

上 9 味，先用凉净水加黄酒各半，浸泡半小时，微火煎煮取药液 500mL，去滓，温分五服。

方论：《伤寒》厥阴之厥，病机多为阴阳之气不相顺接，再参阅 326 条厥阴病上热下寒之提纲证，其中气上撞心、心中疼热、饥而不欲食等皆非解剖之器官疾患，实为患者感受与状态之症，与诸郁、心阳不通相关，故方中多用温通之品，厥逆不温与其余诸症均可获得缓解。

临床上我们见到许多因厥而求治者，符合《伤寒论》第 337 条之描述："凡厥者，阴阳气不相顺接便为厥。厥者，手足逆冷是也。"论中之"凡厥者"，指寒厥、热厥、蛔厥、脏厥、痰厥、气厥、血厥、水厥等，非单独的疾病，乃疾病发生演变过程中所出现的状态与感受，外感与内伤杂病均可出现，其程度不一，形形色色。

余以为当以气机不通而论，补血、益气、温阳、活血、行气皆可使通，为中医学之"郁病"也。本方多有温通之品，临床可用治多种疑难杂症、怪症，符合"郁乃心病"之说。

57.《金匮要略》曰："意欲食复不能食，常默默，欲卧不能卧，欲行不能行，欲饮食，或有美时，或有不用闻食臭时，如寒无寒，如热无热，口苦，小便赤，诸药不能治，得药则剧吐利，如有神灵者，身形如和。"此心病也。或见惊悲、嘈杂、不寐，恍惚去来，不可为凭之象者，百合润心汤主之。静心观息法亦主之。

《金匮要略》原书称其为百合病，百脉通心，脉病则心病，故常默默然不语、欲卧不能卧、欲行不能、如寒无寒、如热无热、诸药不能治、如有神灵者等这诸多表现，似外感而非外感，似里病而非里病，且身形如和，器质之体无大异常，其病久不衰，未加重而又难以速愈。此或平素因久虑与久病不解，多思不断，情志不遂，或偶遇惊疑，祸福之闷，因而郁滞不畅，遂及心神，乃至形神俱病，躯体症杂。

● **百合润心汤方**

百合30g　知母15g　鲜生地黄汁50mL　茯神30g　酸枣仁30g　炙甘草10g　生牡蛎30g

上6味，以凉净水浸渍1小时，加热沸后30分钟，连煎2次，取药液400mL，加入鲜生地黄汁50mL，分3次温服。如服后腹泻腹痛者，减地黄汁为10mL，每次服药液亦减少50mL。如烘热多汗，加合欢皮、淮小麦；脾虚便溏，去知母、生地黄，加山药、肉豆蔻；心烦易怒，加山栀子、郁金；失眠兴奋者，加磁石、珍珠母。脾阳虚腹泻者，慎用。

　　方论：本方以百合为君，味甘平，功能清心安神、润肺养阴。《神农本草经》载："主心痛。"《本草纲目》载："安心，定胆，益志，养五脏。"《景岳全书·本草正》谓："定魄安心，逐惊止悸。"《本草经疏》谓："解利心家之邪热。"对心病阴虚液亏有热者，当为首选。知母善清心除烦，《丹溪手镜》载："知母主烦闷烦心，泻心火清肺。"生地黄汁润滋而寒，《珍珠囊补遗药性赋》称："其用有四：凉心火之血热，泻脾土之湿热，止鼻中之衄热，除五心之烦热。"茯神宁心，酸枣仁养心，牡蛎镇心，诸药直指清心安神而去。唯服后可能大便为黑色，且有腹鸣便稀之弊，减药即止，不可急于求成，坚持慢病缓治，或制作丸膏之剂以缓图之。

　　58. 男子妇人四肢发热，燎于肌肤、筋骨，烫热有扪之灼手者，或自觉烫而他觉不热者，长期不愈，反复发作，或咽灼痛有异物感，或急躁少眠，苔薄黄而腻，脉或细弦。此中焦气机升降失常，阳气郁遏所致，升阳散火加青蒿汤主之。欢笑开心法亦主之。

　　此热之状，临床颇为多见，经年难愈，久病未瘥。其热如火燎，似热非热，有古医家称"阴火""郁火"，是内伤发热之病，乃脾胃气虚无力升阳，加上饮食不当，饥饱失匀，生冷油腻太过，进一步损伤脾运，清阳不升，郁气为火。久病不治，内虑积热，热邪扰神，故临床表现复杂繁多，令人难以揣其原由。何也？为郁火内扰心神之故，发之，通之即愈。

　　● **升阳散火加青蒿汤方**

　　青蒿（另包，后下）20g　北柴胡30g　人参10g　升麻10g　葛根10g　独活10g　羌活10g　白芍药10g　炙甘草8g　生甘草5g　防风10g

　　上11味，青蒿另包后下。其余药味均先用净凉水浸泡1小时，文火加热至沸后25分钟，加入已经浸透之青蒿，再煎5分钟即可，只煎1次，得药液约

450mL，分温三服，得微汗者佳。气短无力者，加生黄芪 30g。

方论： 李东垣据《素问·六元正纪大论》"火郁发之"之理，制升阳散火汤，以矫正见热投凉之时弊，着眼于中虚饮食劳倦内伤，郁气通则热清。

本方以柴胡通阳解郁、退热为君药，用量也最大，东垣《脾胃论》量用八钱，在于运转枢机，解郁火，以免火扰心神。加青蒿是协助退热解郁，善透汗而不伤阴，使微汗即可，不可令如水流漓。

方中以两种不同炮制之甘草，是为了甘以补中，治病必求于本也。人参、黄芪之量当据舌脉而定，羌活、独活用量宜在 10g 以下，多则耗气。

《金匮要略·杂疗方》第一条载："退五脏虚热，四时加减柴胡饮子方。"即以柴胡为主配白术、陈皮、槟榔、生姜、桔梗，全方开发气机，行气以退热，刘河间用此方开发郁结，治"上中下一切沸腾郁结"，实为郁热扰心，开郁者治心也。东垣升阳散火汤亦受此影响，不可不知。

59. 病有发热，或温病之后，患者神昏谵语或昏聩不语，舌謇肢厥，身热灼手，舌质红绛，苔黄糙，脉细滑数。此热扰心神，安宫牛黄丸主之。夹痰为患者，宜配至宝丹；肝风内动，抽动惊厥，配用紫雪丹。

本条为热入心包。传统认为，心不可受邪，心是不能病的，若病皆是心包受之。这是受《灵枢·邪客》"心伤则神去，神去则死矣"的影响，实际上这就是热扰心神所致，何必绕圈子呢？徒费口舌无益也。本证多危重，预后不良，亦可致诸多后遗症，应高度重视。

●**安宫牛黄丸（《温病条辨》）**（成药）

原书谓安宫牛黄丸最凉，牛黄得日月之精通心主之神，珍珠得太阳之精而通神明。

●**至宝丹（《太平惠民和剂局方》）**（成药）
●**紫雪丹（《太平惠民和剂局方》）**（成药）

60. 患者心悸气短，头晕目眩，面色苍白，神疲乏力，眠差早醒，或食纳无味，胃腹微胀。此心脾两虚，归脾汤主之。却忙正心法、静心观息法、音乐悦心法、甜睡养心法亦主之。

本证常见于用脑而少动者，多由思虑劳倦过度，心血暗耗，或脾虚气血生化之源不足，除药物治疗之外，当应注意劳逸有度，起居有节，不妄作劳，方能提高疗效。

● **归脾汤方（《正体类要》）**

当归 10g　炒白术 15g　白茯苓 20g　炙黄芪 30g　龙眼肉 10g　酸枣仁 15g　制远志 6g　人参 12g　木香 8g　炙甘草 6g

上药加生姜、大枣，水煎温服。病情稳定后，改丸剂继服 1 ～ 2 个月。每天早、晚小米粥一小碗，以安神宁心。

61. 患者心悸易惊，心烦不寐，口干盗汗，五心烦热，大便干，或头晕目眩，耳鸣腰酸，或舌红少津，或少苔而花剥，脉或细数。此心阴亏虚，天王补心汤主之。书写静心法、闲聊解郁法、甜睡养心法亦主之。

● **天王补心汤方（《校注妇人良方》）**

人参 10g　茯苓 10g　玄参 10g　丹参 10g　桔梗 10g　制远志 10g　当归 20g　五味子 10g　麦门冬 20g　天门冬 20g　柏子仁 20g　酸枣仁 20g　生地黄 30g

方论：本方滋阴清热，养血安神。生地滋阴养血清热，天冬、麦冬、玄参皆甘寒多液；当归补阴血；丹参补血养心，宁心安神；人参补五脏，安心神；茯苓益脾宁心；酸枣仁、制远志、柏子仁养心安神；五味子敛心气；桔梗载药上行，再加朱砂少许，镇心疗效可期，但虑其汞毒，已较少用，以琥珀代之亦可。

内热重者，可加小剂量黄连、山栀子；盗汗者，加山萸肉。

62. 患者心悸晕眩，形寒肢冷，胸脘胀满，咳痰涎清稀，或下肢浮肿，小便短少，舌苔白滑，舌质肿胀而多津，脉弦滑。此水饮凌心，宜茯苓桂枝白术甘草汤合真武汤加减。辅以阳光通心法。

本证为脾肾阳虚，水饮泛滥，凌侵心脉所致。通调水饮之道非常重要，加猪苓、泽泻、五加皮、葶苈子、防己，为饮邪开通出路，各种原因引起的心功能不全，有浮肿、尿少、夜间阵咳、心悸心累、端坐呼吸、不能平卧，均可按此辨证遣用。

● 茯苓桂枝白术甘草汤方（《金匮要略》）

茯苓 12g　桂枝 9g　白术 6g　炙甘草 6g

上四味，以水六升，煮取三升，去滓，分温三服。

方论："病痰饮者，当以温药和之。"（《金匮要略》）本方是为中阳不足，水饮内停而设。药虽四味，但配伍遣药精当，以茯苓甘淡化饮为君，温而不燥，利而不峻，为治痰饮之和剂。历代用此治疗范围很广，凡脾虚痰饮者均可用，用药后尿利者乃药效之表现。

● 真武汤方（《伤寒论》）

茯苓 9g　芍药 9g　生姜 9g　白术 6g　制附子 9g（先煎）

上五味，以水八升，煮取三升，去滓，温服七合，日三服。

方论：本方为脾肾阳虚，水气内停凌心而设，与本条所论之心悸切合。除治疗本条所及心悸等症之外，四川名医陈潮祖，对应用真武汤颇有体会，列有42种征象皆宜用真武者，并无主症可言。凡属阳气不足以及因阳气虚损所致水饮失调，无论征象见于何脏均可应用，舌质淡胖多津为其指征。

在药物剂量掌握上，宜遵仲景制方的原剂量比例较好，即"生姜芍茯数皆三，二两白术一附探"。

63. 诸执迷者，皆心神之病也。如深信不疑某功法之奇而走火入魔，因执迷而不悟，失去正常理智；或沦为吸毒成瘾，赌博、购物难以自拔；或过度保健，追求长生，信奉秘方，滥用药物；或听信蛊惑吹嘘与不法广告，进而厌世出走，六亲不认，辟谷修道，幻想成仙；或任人洗脑，传销害人，铤而走险……临床所见多奇怪诞，不胜枚举。此等心疾，可辨明证候，借方药相助，但切不可全靠药物，当配合祝说疗心法、音乐悦心法、暗示疗心法、阅读疗心法、导引疗心法、情趣疗心法等综合疗法，方可获效而减少复发。

对执迷者之治疗，应该循序渐进，包容尊重，耐心引导。读书可以明理、静心、宁神，是值得推荐的方法。如《周易》《论语》《道德经》《庄子》《金刚经》《心经》等经典，应该认真读一读。文化水平较高者，可潜心自学；文化程度较低或为文盲者，可听人讲解。刚开始时，读不懂、听不懂、不理解没关系，慢慢来，不急不躁，自然天成。必须说明的是，诸如《周易》等经典，是最难读懂的书，至今全世界没有人敢说"全懂了"，因此，你能懂一点原理就很不错，不必全弄懂。

晋唐传入中国的佛学，在与传统儒道学说融汇之后，有很大的进步，是至今诠释人类生命过程较为精要的学问。有学者认为，佛学中的《金刚经》可以解释心神问题，书中所提出的"降伏其心"，是要降伏我们内心中不安定的执迷烦恼，蕴藏调伏心灵的智慧妙方。

64.有吸毒成瘾者，此心病也，又称"心瘾"。初犯时，感觉整个房子都在转，人如飘在云端，慢慢地往上升，安静如水，直到睡着，其欣快感让吸毒者无力抵抗而屡犯。当毒瘾发作时，鼻涕、眼泪不停地流，夏天怕冷如掉入冰窖，盖三床被子还觉冷，浑身打颤；过一阵又觉热，如被火烤，脏腑欲裂，毛孔如针扎，仿佛蚂蚁啃自己的骨头，心中如猫抓……以致花光积蓄，卖掉房产，六亲不认，铤而走险，为酬毒资而偷盗、抢劫、骗杀，无恶不作，银铛入狱。生理脱毒易，心瘾戒毒难，危害极大。远离毒品，严禁好奇，不可体验。戒之！戒之！信仰疗心法、幸福疗心法、助人乐己法可供选用。

毒瘾是一个医学问题，也是社会问题，属心病范畴，中医中药可作辅助治疗，但因本病尚有专业论治，本书从略，请参阅相关著作。

65.郁病者，实为鬱也，皆壅塞压闷之谓。世人都易犯，唯轻重不同，轻者自我调节无碍，重者当需综合治疗。患者多为慢性压闷情绪积累，偶遇情志打击而突发，不知从哪一天开始，过去曾经很有兴趣的事情都不愿去干了，自己觉得一切都没意思，三天五天都躺在家里，什么都不做。或看电视、玩游戏、看手机、看小说，坐卧不安，不愿出门，也不去见亲友，几天都不讲一句话；或悲伤落泪、无奈难言，时有会聚，不愿参加，怕人嘲笑，度日如年，分秒煎熬，十分痛苦。

病至中期，情感麻木，欲哭无泪，入睡困难，时而惊醒，恶梦不断，头晕脑胀。渐渐地病情加重，什么都不想了，只想快点结束这种痛苦挣扎，甚至想到自杀，一了百了。于是开始写遗书，写了撕，撕了又写……直至那一种可怕的行动。此为心病，使道不通者也。需要用药，但又不可依赖药。宜合欢解郁汤，配合祝说疗心法、闲聊解郁法、情趣休闲法、交友疗心法、日光疗心法、讲个故事给人听、学会自知疗心法等超药物疗法，有良效。

郁，鬱也，即不通、闭塞。此即《素问·灵兰秘典论》所称的"使道不通"，可因各种欲望不当，如情迷、权迷、钱迷、色迷等；或因邪气所闭阻，如湿阻、痰阻、瘀阻、气阻、食阻；或婴幼儿缺乏关爱，缺少亲情沟通与交流，"使道"在早期发育不良，"任物""处物"无法完成。

总之，心神所统帅的魂、魄、意、志与"知类之窍"之间的往来通道，即"使道"，既是心神行使之道，心神往来之道，又是心神指挥之道，接通、打通这使道是治疗心病、郁病之关键。郁病重者，家属应重视，必要时应送有资质的医院住院治疗，以免发生危险。

●合欢解郁汤方（《老医真言》）

合欢皮20g　谷芽20g　麦芽20g　北柴胡15g　茯神20g　香附10g　酸枣仁（炒）20g　珍珠粉（冲）0.5g　川芎8g　栀子12g

上10味，水煎服。成人每日1剂，分3次饭后温服，每次150～200mL。

方论：郁证多肝气不舒，久郁化热，肝血暗耗，肝木克土，脾胃受损，渐致血不养心，心神不宁，气滞血瘀，进而影响各脏腑而诸症蜂起。方中合欢皮味甘性平，功能解郁安神、开达心志为君。以香附疏肝解郁、行气止痛，茯神健脾宁心为臣。柴胡舒肝解郁，升阳；酸枣仁补肝宁心，敛汗生津；珍珠粉安神定惊，平肝明目；川芎活血行气，祛风止痛；栀子泻郁火，除烦热；谷麦芽行气、消食、和中、健脾、开胃，共为佐使。诸药合用，共奏疏肝解郁、补肝健脾、宁心安神之功。

加减：以失眠、心悸、怔忡为重者，酌加生龙牡、柏子仁、夜交藤；气短乏力重者，酌加黄芪、人参；疼痛明显者，酌加青皮、延胡索；食纳无味、舌苔白腻者，酌加白蔻仁、藿香、神曲、甘松；眩晕、脉弦者，加天麻、刺蒺藜；多汗者，加浮小麦、五味子；咽梗不适者，加法半夏、苏叶、厚朴。

66. 凡使道闭塞者，虽主明而十二官亦危。使道者，乃心神驱使之道也，畅通则君令直达，四肢百骸自如灵动，官窍任处智慧存焉；若不通畅，则如丧神守，怪症丛生。或血亏，或气虚，或失寐者，通心五物汤主之。辅以学点佛学疗心法、写则日记来疗心、静心观息法。

中医独有"使道"之学，《素问·灵兰秘典论》云："使道闭塞而不通，形乃大伤，以此养生则殃"。使道者，形上而无形质（多年后可能会找到其形质），赖先天之构建，后天之训练，亲情之教化，以令"任物"与"处物"的能力正常发挥。方药再加超药物疗心法，可助使道得畅，而心病豁然。

● 通心五物汤方

熟大黄 3g　川桂枝 5g　石菖蒲 10g　干姜 10g　香附 10g

水煎 2 次，合药液 300mL，分两次温服。

如血虚加熟地黄、当归；气虚加人参、小米；气短加北柴胡、黄芪；闷郁加川芎、郁金；痰湿加苍术、茯苓、法半夏；失寐加生龙骨。

本方旨在通心神之使道，大黄有将军之誉，一味兼通便、通瘀、通毒之能为君，视病情需要，剂量可用 5～10g，以大便不泻为度；桂枝温通为臣；香附理气为通，干姜温里为通，石菖蒲开窍为通，共为佐使。诸药合煎，共奏通畅使道之功。加减法中，小米为山西小黄米，为《灵枢·邪客》所用之秫米，善安神健脾，《尔雅》载："秫，粘粟也，一名糯粟，一名黄糯"。张景岳谓："秫米，糯小米也，即黍米之类，而粒小于黍，可以作酒，北人呼为小黄米，其性味甘粘能养营补阴。"以补为通也。

情志篇

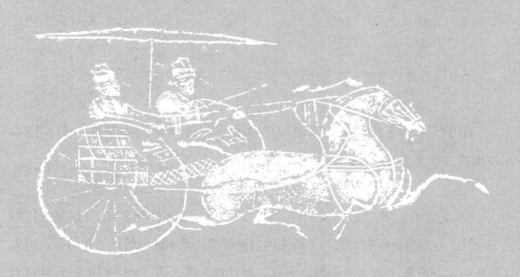

情志是神的外露，与五藏相关，由心统管。人的情感活动非常丰富，传统归纳为喜、怒、忧、思、悲、恐、惊，称"七情"。此外，本书把"压力"称为"闷"，增加一情为八情，也许还有未被列入者。

情志是感官对情景刺激所产生的情绪反应，这是正常生理，不会致病。但如出现不良情绪、过激情绪，以及久久难解之情绪，即可损伤情志而为病，导致人"毛悴色夭"，甚至"神去形亡"。

此外，五藏失衡与偏颇的内在因素可形成多样性格，导致情志的不同表现，如："精气并于心则喜，并于肺则悲，并于肝则忧，并于脾则畏，并于肾则恐。"（《素问·宣明五气》）"肝气虚则恐，实则怒……心气虚则悲，实则笑不休。"（《灵枢·本神》）

本篇为异常的情志状态画像，并出具治疗与方药，仅供临证试用。

67. 七情之外另有情，此情心中自生，非纯属肝气之郁也，今人称之为压力，此为情志之闷也。

《礼记》有："喜、怒、哀、惧、爱、恶、欲，七者弗学而能。"这是古代的"七情"，它是世上所有的人与生俱来的精神情感，是本能使然，不需学习，均为心所自生。岐黄之医也有七情，为喜、怒、忧、思、悲、恐、惊也。人类这七种情志，能包罗全部情感吗？不够。笔者早年曾提出"七情之外另有情"，认为"压力"就是传统七情之外之情志，称为"闷"。如不少人，不愁吃穿，物质、精神均无异常，但所做之事责任重大，或自我追求完美，属自内而生压力，这是心神上的认知出了问题，常导致心病，临床上确不少见。

68.富贵之人多生闷，因闷而耗伤心血，血少阴亏，血不养心，心神不宁，阴亏火热，内扰心神，诸症蜂起，仅靠药石，殊难速愈。当辅以情趣休闲法、却忙正心法、甜睡养心法、信仰疗心法、明德疗心法、学会自知疗心法等综合调治。

《素问·疏五过论》有"尝富大伤""尝贵后贱，虽不中邪，病从内生""始富后贫，虽不伤邪，皮焦筋屈，痿躄为挛"等论述，告诫医者，临床上大多数久病、重病无不导致心病，这种病"不在脏腑，不变躯形"，现代各种形而下的检查常无所得，必须考虑社会精神因素，神形兼治。如患者遭遇堪悲，尝贵后贱之失落，尝富后贫之苦衷，或隐情难诉，医者应耐心、用心开而导之，以求索真正病因，采用"闭户塞牖，系之病者，数问其情，以从其意，得神者昌，失神者亡"（《素问·移精变气论》）的诊察方式，"得神"是获得疗心病之真谛，否则很难治愈。

富贵是人间最大欲望，孔子早有"富与贵，人之所欲也"之说。富，是因为有钱财；贵，是因有门第和权力。而有了权力以后，似乎也不愁钱财，故富与贵是一对"孪生兄弟"，密不可分。关于富贵之人的病情，《医宗必读》有云："大抵富贵之人多劳心，贫贱之人多劳力……富贵者曲房广厦……劳心则中虚而筋柔骨脆……故富贵之疾宜于补正，贫贱之疾利于攻邪。"故对富贵之人，尤当重视心病之治。

69.《灵枢·本藏》曰："人之血气精神者，所以奉生而周于性命者也……五藏者，所以藏血、气、魂、魄者也……志意者，所以御精神，收魂魄，适寒温，和喜怒者也……志意和则精神专直，魂魄不散，悔怒不起，五藏不受邪矣。"

此节言心神之主宰生命过程，当与《灵枢·本神》合参，以晓魂、魄、意、志的生理功能。

70. 患者常情绪不悦，性急易怒，胁痛胀闷，心烦发热，心悸怔忡，不寐多梦，气短神疲，食少嗜卧，头晕目眩，或月经不调，乳胀有结，脉弦数或滑。此肝郁脾虚，初病肝脾，久而及心，《局方》逍遥散主之。助人乐己法、音乐悦心法、欢笑开心法、交友疗心法亦主之。

肝喜条达，职司疏泄，若经常气机升降出入受阻，结聚不得发越，则气郁不通。清阳不升，清窍失养，则胁肋胀痛而渴。肝藏血，脾统血，肝脾失调，病必及心，故心悸怔忡、不寐多梦、头目眩晕；在妇女则月经失调，经前乳胀痛扪之有块结；或寒热往来，气短神疲，食少嗜卧，信心缺失，浮想多虑等多症蜂起，反复不愈。

● 逍遥散方（《太平惠民和剂局方》）

白芍 20g　北柴胡 15g　当归 12g　生白术 15g　茯苓 30g　甘草 10g　生姜 10g　薄荷 10g

上 8 味，同时用凉净水浸泡 1 小时，文火煎至沸后 25 分钟，倒出药液，加水再煎，两次煎液取 450mL，分 3 次温服，每日 1 剂。

若热偏重，口苦心烦，月经提前而经色鲜红量多，加丹皮、生山栀子、生地黄；急躁易怒，两胁疼胀痛者，加香附、郁金、延胡索；不寐多梦明显者，加酸枣仁、生牡蛎、夜交藤、合欢皮；食欲不振者，加生谷芽、生麦芽。

方论：本方乃《伤寒论》四逆散和《金匮要略》当归芍药散合方化裁而成，专为肝郁脾虚而设。方中柴胡疏肝解郁，当归养血补肝；白芍阴柔，配甘草缓肝之急；白术、茯苓健脾宁心神；佐少许生姜、薄荷者，可助生发疏泄。此为疏肝解郁、宁心健脾的代表方，历代以本方加减者众多，用途广泛，疗效明显。

在药物剂量掌握方面，应注意柴胡、薄荷宜轻，白芍、甘草宜重。对于多种经脉挛急的疼痛，如头痛、腹痛、胁痛、痛经，白芍之量可用 60g（成人量），其柔肝缓急之效显著。

久病必郁，郁乃心神之病多矣。本方以疏肝解郁为治，但治郁病过程中不能忽视养心、宁心、镇心、静心，故加入酸枣仁、柏子仁、龙骨、牡蛎、合欢花、合欢皮、茯神等，常可提高临床疗效。

71. 妇人产后，多有惊悸，喜怒忧思，母性之常理，故血虚心气亦弱，宜加味大定风珠。日光疗心法、欢笑开心法亦主之。

《温病条辨·杂说》有"产后当补心论"一文，称：产后心虚一证最为吃紧。盖小儿禀父之肾气、母之心气而成，胞宫之脉上系心包，产后心气十有九虚，故产后补心气亦大扼要。再水火各自为用，互相为体，产后肾液虚，则心体亦虚，补肾阴以助心阳，取坎填离法也。况新产之妇，产前之气血亏耗，产时之惊恐疼痛，产后之出血耗气，加上对婴儿之柔弱忧虑。心神焦急，体倦劳顿，护儿心切，万般投入，若遇家中贫寒、温饱未逮，或婆媳不和，或婴儿喂养观念之别，令产妇不快者多矣！西医称之为产后抑郁症。此血虚肝气自郁，血不养心，必心神不宁，惊悸，失寐多梦，身痛多汗，或嘿嘿不食，或心烦喜呕，或多怒，或悲忧哭泣等。方用大定风珠加人参、龙牡、浮小麦、茯神、柏子仁养心为紧要之策。一味疏肝行气如柴胡、青皮、香附等在所不宜。

● **加味大定风珠汤方**

生白芍18g　阿胶9g　生龟甲12g　干地黄18g　麻仁6g　五味子6g　生牡蛎12g　麦冬18g　炙甘草12g　生鳖甲12g　人参10g　淮小麦20g　茯神20g　柏子仁10g

上14味，水煎取汁，去滓，再加入鸡子黄2枚，搅令相得，分3次服。舌苔厚腻，腹胃胀满，腹泻呕吐，食欲欠佳，消化不良，外感邪盛者，忌服。

方论：此养阴增液纯补之方，必见脉弱、苔少者可用。产后大虚是其常，如有外感、食滞，当待邪去再用；若气虚较重，需知气为血帅，应加黄芪，去龟板、牡蛎、鳖甲之滞。

《温病条辨·解产难》中有"产后三大证论三"引《心典》语："亡阴血虚，

阳气遂厥，而寒复郁之，则头眩而目瞀，此神病也。"产后有诸多症状，颇似血虚肝郁，实为血不养心之神病也。即善治郁者，不治肝而治心，使道通则安。在大队养血补阴方中加用桂枝尖3g，既通心阳，也防阴柔之滞，实为良策。

72. 患者面无悦色，郁闷不乐，默默少言，嗳气太息，心烦易怒，入睡困难；或胸胁胀痛，气窜不定；或食欲不振，兴趣低落；或月经失调，乳房疼胀。此郁病之轻者，宜柴胡疏肝散加味，《局方》逍遥散亦主之。辅以交友疗心法、情趣休闲法、讲个故事给人听、写则日记来疗心等法。

郁者，有广义与狭义之别。广义之郁源于《内经》，发挥于朱丹溪。本条之郁为狭义之郁，乃郁病之轻者，先有情志之郁，后见神志之郁。郁证与郁病实际无明显分界，只有轻重之别，临床不必强分。郁病患者的气机和五藏神常常处于郁结不通的状态，久郁不通，气血失和，藏腑失养，使道不畅，心伤则神摇而动乱，是以焦虑纠结，郁滞不解，木克土运，脾胃也伤。故郁病之轻者，表象为肝气不舒，症状多而复杂，都与心神脱不了干系，正如《灵枢·口问》云："悲哀忧愁则心动，心动则五藏六腑皆摇。"《外台秘要·风惊恐失志喜忘及妄言方》也说："心气不定，五藏不足，甚者忧愁悲伤不乐，忽忽喜忘，朝瘥暮剧，暮瘥朝发。"《景岳全书·郁门》甚至有："若忧郁内伤之治，则全属大虚，本无邪实。"故郁本心病，切不可忽视治心以解郁，以补为通。

● 柴胡疏肝散汤方（《景岳全书》）

北柴胡20g　陈皮15g　川芎10g　白芍20g　枳壳15g　香附15g　炙甘草6g

原方为散，每次取15g，煮沸约5分钟即可服用。轻症仍有效。郁病稍重，可全方煎煮，温服。

失眠重者，加生龙骨、生牡蛎、酸枣仁；胀痛明显者，加延胡索、郁金；食欲不振，消化欠佳者，加谷芽、麦芽；情绪低落，兴趣缺失者，加合欢皮、萱草花、糯小米。

方论：柴胡疏肝散为张景岳在《伤寒论》四逆散基础上化裁之名方，历代均作疏肝解郁之代表方，应用很广。方中《本经》谓柴胡主治"结气"，功能"推陈致新"，为少阳、厥阴之引经药；利枢机者，乃使道通达之药，可以"打通结塞，泻心家之烦热"（《长沙药解》）。主要是通心气，为本方主药，用量宜稍重。柴胡（用北柴胡，不用竹叶柴胡代）味苦，性微寒，不可畏其伤阴之忌而少用。香附为开郁要药，味苦气平，偶有久用生风燥之虞，也因方中有白芍之柔而无碍。加谷芽、麦芽，宜用生者，用春升之气，兼顾以助消化；加萱草花（即食用黄花菜）、糯小米者，此以补心血为主，畅通"使道"而心神则达，诸症得解。

● **逍遥散汤方**（见第70条）

73. 患者功利之私太过，或上进之心过切，苛求自我，虽衣食无忧，貌似欢乐，然内心无着，欲望难满，无形之心神压力如山崩之壅滞，故见胸胁胀满、肢体疼重、寒热不定、失眠多梦、纳差无味、烦躁不宁，或自汗盗汗、惊悸怔忡，或咽喉黏痰、倦怠无力、自责自卑、信心若失，甚至绝望无力、短气多疑。此闷之致郁者，乃七情之外的压力情志也。治疗之法当疏肝解郁、健脾宁心，合欢解郁汤主之。却忙正心法、学点佛学疗心病、阅读宁心法、发呆冥想法亦主之。

中国古代太史公曾有言"天下熙熙，皆为利来；天下攘攘，皆为利往"。功利于人不可无，但不可太过，太过则生闷。余临床发现，传统所谓七情者，不外喜、怒、忧、思、悲、恐、惊，未能包括"压力"之一情，亦称"七情之外另有情"也。关于"闷"之情古今均不少见，达官、富豪者虽家财万贯，但其压力之情远比平民更多。有吃有穿，地位显赫，虽无温饱之忧，但多责任之愁，或增勾心斗角之烦恼，致其郁滞，另有躯体创伤、疾病、失恋、离婚、监禁、战争，致其使道不通者，常心神不宁，出现纷繁而不可理解之怪病、难症，诚乃心病之一。释压以解郁，诚为另一路径也。

●**合欢解郁汤方**（见第 65 条）

在使用本方治疗期间，应争取得到患者及其家属的协助与配合。在生活上，要注意劳逸结合，按时作息，减少各方面所造成的精神心理压力。应多做户外活动，如郊游、日光浴，参加轻松的集体活动等，多与亲友交流、倾诉，切忌患者一人独居暗室，不宜长期看电视、玩电脑、打游戏。

74. 患者心悸不宁，坐卧不安，少寐多梦易醒，或怔忡易惊，恶闻声响。此血不养心，心虚胆怯，平补镇心丹主之，仁熟散亦主之。辅以辛味通心法、音乐疗心法、阅读宁心法、太极拳疗心法。

惊悸与怔忡，皆心悸也，临床不必分，也很难分。理论上认为惊悸乃外因之悸，多实；而怔忡无外因之悸，多虚，都属心病。

●**平补镇心丹汤方**（《太平惠民和剂局方》）

人参 10g　山药 20g　五味子 5g　肉桂 3g　天冬 10g　生地黄 15g　熟地黄 15g　制远志 5g　茯神 20g　酸枣仁 15g　茯苓 20g　车前子 10g　朱砂（汤剂不用）

上药水煎温服，每日 3 次，每次 150mL。为丸剂时，用少量朱砂。

●**仁熟散汤方**（《医学入门》）

柏子仁 10g　熟地 15g　枸杞 15g　五味子 8g　山萸肉 15g　肉桂 4g　人参 10g　茯神 20g　菊花 12g　枳壳 10g

用黄酒一两，酒水同煎，得药液 300mL，分 3 次温服。亦可为散剂细末，老酒调服，每次 5g，每日 2 次。

方论：清代《医宗金鉴·杂病心法要诀》神病治法中收载此方，歌曰："恐畏不能独自卧，胆虚气怯用仁熟，柏仁地枸味萸桂，参神菊枳酒调服。"言简意赅，精当上口，可供初学记诵。

75.思虑纠结，患得患失，浮想联翩，或工作学习高度集中，冥思苦想不能解，以致对常人感兴趣的诸事视而不见，充耳不闻；伴食少神疲，胸闷太息，不寐心悸，脉细弱，舌苔白质淡。此心脾两虚，归脾汤主之。辅以快步运动疗心法、情趣疗心法、穴位养心法等。

思虑是正常的认知情志，只有太过时才为心病之一。《素问·阴阳应象大论》说："思伤脾，怒胜思。"思虑过度主要影响脾与心。《针灸甲乙经·精神五藏论第一》说："思发于脾而成于心，一过其节，则二藏俱伤。"《杂病源流犀烛·惊悸悲恐忧思源流》也说："思者，脾与心病。"凡作家、诗人、教师等，以脑力劳动居多而缺乏体力锻炼者，易于患此心病。

●**归脾汤方**（见第60条）

针灸推拿，取穴太渊、神门、内关、神庭、足三里、心俞、脾俞。

运动锻炼，坚持每天户外快步行走半小时即可，在环境好的绿树丛中最好。不宜爬山，也不宜去健身房用跑步机锻炼。

血脉篇

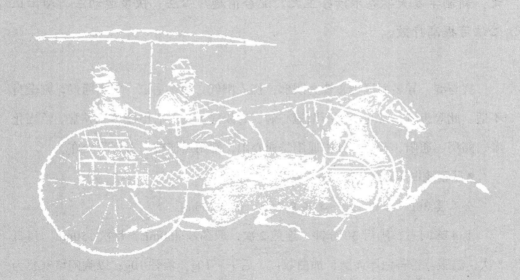

血与脉者，皆心之所系。"心主身之血脉"（《素问·痿论》）属心病中有形有质的部分，近年备受医药界关注，研发甚多，沸沸扬扬，良莠不齐。

本篇所列诸条，皆为常用而有效者，偶有经验与体会，仅供临证试用。

76. 有壮年貌似平人者，但眩晕昏蒙，胸痛彻背，新睡起即乏力，短气不足以息，或卧则胸闷堵塞，或鼾声雷动而健忘，或躁烦而多怒，或痰涎而口腻，或恣食肥甘厚味而懒动，皆痰湿阻阳所致。瓜蒌薤白半夏汤主之，新制半夏天麻苍术汤亦主之。配合情趣疗心法、快步运动法、却忙正心法可提高疗效。

痰与湿，异名而同类，皆为阴邪，伤人阳气，阻塞通道，气不通畅，则全身不适。此等患者，常与西医所谓冠心病、心绞痛无关，心电图多无异常。治当化湿、豁痰、通阳、开郁，其中通阳是通心阳，常用川桂枝、石菖蒲少许。

●**瓜蒌薤白半夏汤方（《伤寒论》）**

全瓜蒌 30g　薤白 15g　姜半夏 15g　黄酒 150mL

上 4 味同煮，沸后 30 分钟，连煎 2 次，取药液 450mL，每次 150mL，每日 3 次，温服。舌苔白厚而腻，加白蔻仁（后下）10g，藿香 10g；以胸闷堵塞感为主者，加苏梗 15g，香附 15g；舌质淡者，加川桂枝 10g；舌质紫黯而心悸、心累者，加赤芍 15g，丹参 20g。

●**新制半夏天麻苍术汤方**

法半夏 12g　天麻 12g　茯苓 30g　橘红 10g　茅苍术 20g　石菖蒲 10g　荷叶 30g　白豆蔻 10g　肉桂 3g

上 9 味先作水煎剂，每日 2 ～ 3 次温服。经约 3 周，待病情好转，可作水丸，每次 9g，每日 2 次，巩固用药 1 ～ 2 个月。在用药的同时，应注意改变不良生活习惯。如禁戒酗酒、少吃动物性食品、少吃甜食，每天应有 30 分钟以上的快步行走锻炼，控制体重在正常范围等，以保证痰湿之邪不会卷土重来。

方论：半夏天麻白术汤，在《医学心悟》卷3、卷4各有一同名之方。本方是在卷4方中去甘草，易白术为茅苍术，再加石菖蒲、荷叶、白豆蔻、肉桂而成。此方为风痰为犯而设，其中尤重祛痰温化燥湿，对湿浊伤阳之证具有特殊疗效。

方中半夏辛温燥湿祛痰为君，一般情况下用法半夏，寒湿阳虚重症可用姜半夏，或生半夏少许疗效更佳。但用生半夏时，应在病房时刻观察，门诊患者不宜用。用苍术，苦温燥湿，其性很烈，应在舌苔厚腻减半时减量，舌质转红时改用炒白术。石菖蒲开窍，对头目昏蒙者有效，但剂量不能过大，一般10g以内缓而图之。大剂荷叶，30～60g时，可能有大便溏稀等不良反应，这是湿去邪除之征，无妨。白豆蔻宜打粉吞服，剂量减半。少量肉桂温化，以鼓舞全身阳气回复。如有外证恶寒者，可以用桂枝代之，但桂枝有桂枝木、桂枝尖、桂枝皮之异，倘药材均是桂枝尖，其温通之力是桂枝木的若干倍，故用肉桂通阳，尤其是通心阳，剂量更便于医者掌握。

当然，本方对阴虚、血虚、气虚者不宜。凡舌质红赤，舌苔少或剥落，形体消瘦而气短、口干、纳差食少者，均当忌用或慎用。

77. 心脉不畅，气短胸闷，活动加重，或压憋、刺痛、绞痛，阵阵发作，或有心慌恐惧，自汗，或放射至左肩、上肢及左背隐痛，脉细而涩或结代，舌质紫黯，通脉宁心汤主之。

气行则血行，气滞则血瘀。血瘀而心脉不畅，甚至不通者，首责之气滞。气何以滞？一曰，气虚不能推动气行；二曰，气郁乃长期思虑过度，神志紧张，致郁气不行；三曰，痰湿内蕴，肥甘厚味，缺乏运动锻炼，体丰肥胖，浊湿阻碍脉道；四曰，瘀血内阻，脉道阻塞，为前三种因素所致的器质损害后果，形成实质性不通。治疗原则，气虚当以补为运，气郁当疏解使通，痰湿内蕴当化湿祛痰、减肥开塞使通，瘀血内阻当活血化瘀破血使通。当然，也可以用西医搭桥、支架、换心等手术使通。本书只说中医，不赘西医。

●通脉宁心汤方

黄芪 30g　人参 10g　赤芍 15g　水蛭（打粉，冲）5g　全蝎（打粉，冲）5g　葛根 30g

上 6 味，水蛭、全蝎为细粉末冲服。其余 4 味，用凉净水浸泡 1 小时，文火加热至沸后半小时，连煎 2 次，得药液 400mL，每天 3 次温服，并冲吞水蛭粉、全蝎粉。

方论：本方主治气虚血瘀证候，功能补气、活血、通脉络，其中通络尤为本方特色，用于络病者首选。方中以人参为主药，选用野山参、红参较好。气郁精神紧张者，可加柴胡、香附，并嘱患者暂离工作岗位，配导引、太极拳、祝由等法以使心静郁通；痰浊阻滞者，可加全瓜蒌、法半夏、茯苓、胆南星等，并立即改变起居、饮食等不良习惯，实施有效的减肥措施。只依赖药物，恐难奏效。

注意：本方女性月经期、孕妇、哺乳期，以及各种出血性疾病禁用。

78. 患者心悸不安，胸心憋闷不舒，心痛阵发，或疼及肩背，或唇舌青紫，脉涩或结代。此心脉瘀阻，血府逐瘀汤主之。

心之主血脉者，气滞血瘀，血行不畅，甚至阻塞不通，自可令心悸、闷痛，不难理解。

●血府逐瘀汤方（《医林改错》）

当归 10g　生地黄 10g　桃仁 15g　红花 10g　枳实 6g　赤芍 6g　北柴胡 5g　甘草 6g　桔梗 5g　川芎 5g　川牛膝 10g

水煎，取药液 450mL，每日 3 次，温服。

方论：《医林改错》原书载本方主治达 19 种之多，除失寐、多梦、头痛、胸痛之外，尚有胁痛、天亮出汗、心里热、瞀闷、心跳心忙、夜不安、晚发一阵热等，临床选用指征，应把握失寐发热、情志改变、胸中异常感，或有血脉之瘀即可用。西医所称之抑郁症、冠心病、胸部挫伤、肋软骨炎、神经官能症、脑震荡后遗症、慢性肝炎、肝脾肿大、神经衰弱等属气滞瘀阻者，均可用本方辨治。

如瘀在胸胁，重用川芎、赤芍，加北柴胡、香附；瘀在脘腹，重用桃仁、红花，加乌药、元胡；肝肿胁痛者，加䗪虫、九香虫；肝脾肿硬，加莪术、鳖甲；血瘀经闭、痛经，加益母草、生山楂。

因气虚致瘀者，去柴胡、枳壳，加党参、黄芪；血虚者加熟地黄、枸杞子、制首乌；心悸重者，加龙骨、牡蛎；阳虚者，加附子、肉桂、淫羊藿。

本方孕妇忌服，哺乳期妇女及有出血倾向者慎用。

79. 胸痹心痛之为病，临床常与胃、胸、胁肋诸痛相混，应仔细辨别。本病之痛多在胸骨后及左胸前，或放射至后背、左肩及左上肢。轻者时痛时止，为时短，不过数分钟，并有胸闷、压榨、憋气感；重者疼痛持续，伴有心悸、恐惧、面色苍白、唇甲青紫、虚汗肢厥、脉微欲绝者，乃真心痛，当积极抢救，不得延误。

本病初起，当重视预防，早发现、早治疗，配合生活起居之调摄，一般预后良好。预防之法，注意劳逸结合，特别是从事脑力劳动而体育活动少者，应避免精神过度紧张，少吃肥甘厚味，戒烟少酒，不可肥胖。如若发病，延及真心痛者，可危及生命，预后极差，抢救宜在数分钟之内，否则无效。

发病时，可用复方丹参滴丸、速效救心丸，或麝香保心丸，舌下含服，立即急救。

80.胸痹，胸胀满，心痛彻背，遇寒痛剧，得暖痛减，喘不能平卧，面色苍白，四肢欠温，舌质淡，苔薄白，脉弦紧。此为阴寒凝结、郁遏心阳，宜枳实薤白桂枝汤合乌头赤石脂丸。

阴寒内盛，阳气不得伸，以胀、痞、满为主，也有疼痛者，不通也。

● **枳实薤白桂枝汤方**（《金匮要略》）

枳实四枚　厚朴四两　薤白半斤　桂枝一两　瓜蒌（捣）一枚

上五味，以水五升，先煮枳实、厚朴，取二升，去滓，内诸药，煮数沸，分温三服。

● **乌头赤石脂丸方**（《金匮要略》）

蜀椒（一法二分）一两　乌头（炮）一分　附子（炮，一法一分）半两　干姜（一法一分）一两　赤石脂（一法二分）一两

上五味，末之，蜜丸如桐子大。先食服一丸；不知，稍加服。

上二方合用，乌头、附子先煎，可作水煎剂。

81.胸痹心痛，胸痛如刺，固定不移，时发时止，入夜更甚，甚则疼痛彻背，或心悸心慌，恐惧不宁，口唇紫绀，舌质紫黯，脉沉而涩。此瘀阻心脉，血府逐瘀汤主之。

若久病瘀血阻滞深者，加水蛭、全蝎以搜瘀通阻。

● **血府逐瘀汤方**（见第 78 条）

82.胸痹心痛，胸闷窒塞，痰多而黏滞不畅，气短口苦，形体肥胖，或胸痛彻背，舌质红，舌苔黄腻。此痰热壅滞、心脉不通，宜黄连温胆汤合瓜蒌薤白半夏汤。

此湿浊生痰，痰郁化热，且痰瘀同源，临证多有痰湿瘀血胶结不解者，必须有所兼顾，用药尤倡配伍大黄、赤芍，以清热活血散瘀。

● 黄连温胆汤方（《六因条辨》）

黄连5g　法半夏20g　茯苓30g　陈皮10g　甘草6g　竹茹15g　枳实10g　生姜10g

水煎服。

方论：本方以胆命名，《素问·六节藏象论》云："凡十一脏，皆取决于胆也。"胆者，中正之官，主决断，从其功能所言，实为心神相关，故有学者进一步说，胆为中正之官，清净之府，喜宁谧而恶烦扰，喜柔和而不喜壅郁；从生理特点上解释，与精神心理相关，所以方用胆之名，临床用于多种心病有效。除失寐多梦之外，如惊搐、脑鸣、嗜睡、郁病、中风、癫狂、心神诸病等多有疗效。

● 瓜蒌薤白半夏汤方（见第76条）

83.胸痹心痛，胸闷憋压，疼痛彻背，心悸心慌而有恐惧感，虚汗自出，畏寒肢冷，面色苍白，疲乏气短，唇甲淡白，舌质淡，脉沉细无力。此心肾阳微，宜急用全真一气汤加味。

《素问·生气通天论》："阳气者，若天与日，失其所则折寿而不彰。"此证虽尚未至胸阳暴绝之候，也十分危急，必须回阳救逆，以挽回阳气，以防万一。

● 全真一气汤方（《冯氏锦囊秘录》卷二十）

熟地黄24g　麦冬10g　炒白术20g　怀牛膝10g　五味子5g　制附子6g　人参15g

制附子切片，先熬半小时；人参另煎浓汁冲服，其余药味与附片同煎沸后半小时，连煎 2 次，温服。

如见心阳暴脱之危候，可重用人参、附子，加山萸肉；立即含服复方丹参滴丸、麝香保心丸、救心丸，并急送医院抢救，不得延误。

方论：全真一气汤，阴阳俱备，燥润合宜，达络通经，壮火而不热，火降而心安。岳美中将本方归于温补法，原书谓"治元气日困，津滋耗竭"。阴虚重者，熟地加倍用；人参对元气不虚者可不用，气虚甚者可用到二两之多。阳上脱重用参附，阴下脱重用熟地、五味。

84.眩晕之为病，头晕眼花者也。病位在头，内外风邪使然。脉络为本，心病是根。如外感风邪，或情志郁火，饮食不节，或跌仆坠损之眩晕，必有脉络受扰；而年老气血衰，失血久病之眩晕，则与心脉失养直接相关。

眩晕症临证极为常见，病机以本虚标实为主。其涉及西医病种众多，皆与脑与血管相关。据"心主血脉""脑为元神之府"之认识，眩晕之根本亦在心。

85.眩晕新起，伴头痛头胀，或头重如裹；或伴恶寒发热，鼻塞流涕，或咽痛，干咳，肢体困倦等。此风邪上扰，脉络欠通所致。川芎茶调散主之。

外感初起，亦多有头昏眼花之眩晕，时伴头痛等，虽是风邪所犯，亦触及络脉之痉方为眩晕，故亦属心病范畴。

● **川芎茶调散方**（《太平惠民和剂局方》）

川芎 12g　荆芥 12g　羌活 6g　防风 6g　白芷 6g　甘草 6g　北细辛 3g　薄荷 24g

上药为细末。每次服 6g，食后清茶送下。亦可作汤剂，水煎服。

方论：本方以"风"字立论，"高颠之上，唯风独到"，头晕、头痛皆风邪影响，络脉不通畅而痉挛所致，通之即愈。方中皆辛温通脉之药，唯薄荷辛凉，剂量也最大，亦祛风通脉之意也。当然，若遇内伤，久病虚弱之眩晕，则非本方之所宜。

86. 凡头胀头痛、眩晕耳鸣因烦劳或恼怒而加剧者，多为肝阳扰脉所致。常伴热气上冲，少寐多梦，烦躁易怒，口干口苦，大便干燥，苔黄，脉弦滑。天麻钩藤饮主之，建瓴汤亦主之。辅以音乐悦心法、情趣休闲法、静心观息法。

此证其本在肝肾之阴不足，阴虚火旺，上扰心神与心脉而出现诸症。

●天麻钩藤饮方（《中医内科杂病证治新义》）

天麻10g　钩藤15g　生石决明20g　山栀子10g　黄芩10g　川牛膝15g　杜仲10g　桑寄生10g　益母草10g　夜交藤20g　朱茯神10g

上方水煎服，以凉净水浸泡1小时，煮取2次，得药液450mL，分3次温服。

方论：原书云："重症可易决明为羚羊角，则药力益著。若进入后期血管硬化之症，可配入槐花、海藻。"本方为胡光慈先生所制，原治"高血压、眩晕、失眠"，流传至今。经过大量实践表明，临床疗效确切，其着眼点在于脉络，平肝、清热、镇潜，皆是减轻脑（元神）、心脉、心神之受扰。"使道不通"都是诸症的关键点。

●建瓴汤方（《医学衷中参西录》）

生怀山药30g　怀牛膝30g　生赭石30g　生龙骨20g　生牡蛎20g　生怀地黄20g　生杭芍15g　柏子仁15g

磨取铁锈浓水以之煎药（可用生铁落水代之）

方论：本方用山药、生地黄、柏子仁，较之天麻钩藤饮与镇肝息风汤宁心安神之功尤著，更适用于阴虚阳亢、心神不宁者。

87. 凡眩晕不爽，头重昏蒙，食少嗜睡，胸闷阻塞，或时吐痰涎，舌淡胖、肿胀、多津，苔白腻，脉滑。此痰浊阻脉、心气不通，半夏天麻白术汤主之。

痰浊为阴邪，其为病者多致气机阻滞，清阳不升，心之使道不通。治本之法在于健脾燥湿祛痰，并配合温阳开窍，使清阳得升，脉络畅通，其眩晕必然缓解。

● **半夏天麻白术汤方（《医学心悟》）**

法半夏 10g　天麻 6g　茯苓 6g　橘红 6g　炒白术 20g　甘草 3g　生姜二片　大枣四枚

上药水煎，取药液 500mL，分温三服。

湿痰盛者，加泽泻 50g，川桂枝 10g；肝阳偏亢，脉弦滑、革而硬搏有力者，加钩藤 20g，白芍 20g，以柔肝缓脉。

方论：本方剂量以白术为重，可见其以健脾治本为主。法出仲景小半夏汤，配伍源于二陈，《脾胃论》中有半夏白术天麻汤，其后《奇效良方》《古今医统》皆有同方名者，药味略有出入。此外，《医学正传》之茯苓半夏汤、《卫生宝鉴》之天麻汤，用药大同小异，祛痰息风之功一也。

88. 凡久病眩晕，反复难愈，时轻时重，或头痛颈强，记忆力下降，夜寐不安，心悸耳鸣，精神不振，或唇甲青紫，肌肤甲错。此瘀血内阻，络脉不通，元神失养，心神不宁，血府逐瘀汤主之。若因跌仆坠损，头脑部血脉不通者，可加苏木、血竭；心窍不通，神志恍惚者，可加石菖蒲、远志、麝香；气虚者，当加黄芪 30～60g。

明·虞抟提出"瘀血致眩"："外有因呕血而致眩冒者，胸中有死血迷闭心窍而然。"（《医学正传·卷四·眩运》），此瘀血阻滞血脉也。

●**血府逐瘀汤方**（见第 78 条）

89. 凡头晕目眩，劳累加重，伴心悸失寐，气短声低，神疲懒言，面色淡白，唇甲不润，饮食减少，舌质淡嫩，舌苔薄白，脉细弱无力。此气血两虚，十全大补汤主之。

气血亏虚，脉不充盈，心之本神、元神皆失其所养。本神是生命之根蒂，非人类所独有；元神是生命过程的启动力和推动力，李时珍说："脑为元神之府"。故头晕眼花、精疲力竭者，自是当然。

●**十全大补汤方**（《传信适用方》）

人参（去芦）6g　白术 9g　白芍药 9g　白茯苓 9g　黄芪 12g　川芎 6g　干熟地黄 12g　当归（去芦）9g　桂（去皮）3g　甘草（炒）3g

上㕮咀。每服 9g，加生姜三片，大枣两个（擘破），水煎一盏半，煎至八分，去滓温服，不拘时候。

如心悸怔忡加五味子、柏子仁；自汗不止加山萸肉、煅牡蛎。

方论：原方组成中"桂，去皮"，乃传抄有误，今多用肉桂。方中大队补养气血之药，加肉桂之温化，以防阴柔之停滞，亦即阳中求阴也。

90. 头目眩晕而有空虚感，伴健忘耳鸣，精神萎靡，少寐早醒，怔忡多梦，腰酸滑精；或齿摇脱发，烦热体瘦，苔少质红；或四肢不温，形寒怯冷，舌淡脉沉。此肾髓不足，脑海亏虚，左归丸主之。

肾藏精，主骨生髓充脑，脑为元神之府，肾之精不足，不能充盈脑海，则头目眩晕诸症蜂起，多久病，当缓图，故以丸剂治之可也。

●**左归丸方**（《景岳全书》）

大怀熟地 240g　山药（炒）120g　枸杞子 120g　山茱萸肉 120g　川牛膝

（酒洗，蒸熟）120g   菟丝子（制）120g   鹿胶（敲碎，炒珠）120g   龟胶（切碎，炒珠）120g

上药先将熟地蒸烂，余药为细末杵膏，炼蜜为丸，如梧桐子大。每服数丸，相当于生药10g，食前用滚汤或盐汤送下。亦可水煎服，用量按原方剂量比例酌减。

方论：本方为张景岳纯甘壮水之法，多年来成为真阴亏损证之验方。唯久服滋腻碍胃，恐影响患者食欲，可酌加砂仁、陈皮，以保无虞。

眩晕之属肾精不足者，本方能填精补髓，补脑宁神，以补为通，缓以图之，切勿操之过急。

91. 中风之为病，多因劳倦内伤，忧思恼怒太过，长期过食肥甘厚味，嗜烟酒，致气血逆乱，损伤脉络，直犯元神之府，形成脑脉痹阻，或血溢脑脉之外所致。预防之策，在于慎起居，节劳逸，少美味，控体重，非独药石可防治也。

中风病是常见多发的内科急症之一，发则危重，保得生命，也会留下轻重不同的后遗症。故中风之病重在预防，从幼年开始就应养成良好的生活习惯，起居有常，不妄作劳，饮食有节，劳逸适度，慎食肥甘厚味、辛香炙烤之品，调畅情志，心态平和，积极好善，助人为乐，适度体育运动，就能尽终天年，度百岁乃去。

92. 中风之先兆，偏身一侧手足麻木，或肢体无力，眩晕头痛，面目红赤，口苦咽干，心烦易怒，尿黄便干；重则舌强语言不利，口眼㖞斜，或舌质红，脉弦有力。此肝阳上亢，风火扰脉，天麻钩藤饮主之，镇肝息风汤亦主之。

中风之为病，其临床表现与西医学的急性脑血管病相似，高血压病、动脉硬化常具中风病的先兆，此与"心主血脉"相关，实为心病之范畴。

●**天麻钩藤饮方**（见第 86 条）

头痛眩晕重者，加白蒺藜、白芍；心烦易怒者，加冬桑叶、香附；大便干燥者，加生大黄、玄参。

●**镇肝息风汤方**（《医学衷中参西录》）

怀牛膝 30g　生赭石（轧细）30g　生龙骨 15g（捣碎）　生牡蛎（捣碎）15g　生龟甲（捣碎）15g　生杭芍 15g　玄参 15g　天冬 15g　川楝子（捣碎）6g　生麦芽 6g　茵陈 6g　甘草 4.5g

上药用凉净水浸泡 1 小时，煎煮 30 分钟，两次取药液 500mL，分 3 次温服。

方论：本方重用怀牛膝为君，在于引血下行，直降肝之阳亢；集一组重坠之品，代赭石、龙骨、牡蛎、龟甲平肝镇阳，是其独到之处；又用白芍、玄参、麦冬养肝之阴，柔肝之亢，有标本兼顾之意；茵陈、生麦芽，春生之气，疏泄肝热，防重镇之金石介类伤胃也，安排周到，匠心独运。

原方有加减之法："心中热甚者，加石膏一两；痰多者，加胆星二钱；尺脉重按虚者，加熟地八钱，净萸肉五钱；大便不实，去龟甲、代赭石，加赤石脂一两。"临证时刻斟酌遣用。肝火盛，头痛胀，加夏枯草、钩藤（后下）、泽泻；大便燥结，加生大黄（后下），以便略稀为度；食欲不好，加山楂、神曲；风阳亢盛，加羚羊角粉、天麻。

方中之茵陈，非青蒿之嫩者，当用茵陈为好。

93. 中风之为病，半身不遂，口舌㖞斜，舌强言謇或不语，偏身麻木，大便干结而腹胀，数日不解，头晕目眩，咯痰或痰多，舌质黯红或黯淡，苔黄腻，脉弦滑或偏瘫患侧之脉弦滑而大。此痰热腑实，风痰扰心，星蒌承气汤加减主之。

本证为痰热腑实，风痰扰心所致。病位在心与脉，元神受扰所致。此本虚标实，危急证也，宜釜底抽薪解其急，承顺病势通心脉。

●**星蒌承气汤方（《永炎医说》）**

胆南星 10g　全瓜蒌 20g　生大黄 10g　芒硝（元明粉，冲）3g　枳实 10g　厚朴 10g

水煎温服。

方论：原书谓："风夹痰浊阻于清窍，必见语謇神昏、喉中痰鸣而苔腻脉滑，宜石菖蒲、天竺黄、竹沥、海浮石、胆南星、化橘红。如此则痰闭可开，浊毒得化而气顺神苏。"其中所说之"清窍"与"神苏"，即言心神之病也。

当通络者，加水蛭与地龙可也。

方中芒硝、大黄剂量以 10～15g 为宜，以大便略稀通畅为度，连用 3～5 天无碍，痰热积滞去时则停。

94. 中风之为病，半身不遂，口舌㖞斜，言语謇涩或不语，偏身无力麻木，面色㿠白，气短声低，自汗，口中流涎，手足肿胀或疼痛，脉多细弦，舌苔薄白，舌质黯淡。此气虚血瘀，补阳还五汤主之。

气为血之帅，气虚不能推动血脉运行，血滞脉络不通，多见于中风之恢复期和后遗症康复期。

●**补阳还五汤方（《医林改错》）**

生黄芪 60～120g　归尾 6g　赤芍 4.5g　地龙 3g　川芎 3g　桃仁 3g　红花 3g

水煎温服。

方论：本方重用生黄芪为君，其剂量之大，与本方其他药味形成鲜明对比，体现制方者着眼于大补中气，鼓舞血脉畅通之旨。如若偏寒者，可加肉桂、巴戟天；语言不清者，加石菖蒲、制远志；血瘀明显者加水蛭粉（吞服）；头晕头痛者加天麻、钩藤。

阴虚内热，中风急症期不宜。

配用推拿、针灸、理疗，可提高疗效，需久服缓治，不可急于求成。

95. 中风之为病，半身不遂或麻木疼痛，烦躁不寐，眩晕耳鸣，手足心热，或口舌㖞斜，舌强言謇不语，舌质红少津，苔少或无苔，脉多弦。此阴虚风动，镇肝息风汤主之。辅以导引疗心法、穴位养心法。

此条标本兼顾，镇肝息风以治其标，滋阴液在于敛阳，以固其本。饮食当忌烧烤炙煿之品。

●**镇肝息风汤方**（见第 92 条）

96. 中风之为病，神昏，半身不遂，肢体松懈，瘫软不温；重则四肢厥冷，面白唇黯，痰涎壅盛，舌质黯淡，舌苔白腻，脉沉而滑。此痰湿蒙蔽清窍，涤痰汤主之。

素体肥胖之人，或多年嗜好肥甘滋腻，酒肉过多，加上过逸不动，痰湿内蕴。痰湿属阴邪，岂有不伤阳者。阳虚导致脑脉、络脉不畅，久之遇劳倦情志相激等将息失宜，痰湿之邪阻碍脉道与使道，蒙蔽清窍，使道不通，阻滞心之号令出入，故有神昏、恍惚、不语等症突发。

●**涤痰汤方**（《奇效良方》）

南星（姜制）7.5g　半夏（汤洗 7 次）7.5g　枳实（麸炒）6g　茯苓（去皮）6g　橘红 4.5g　石菖蒲 3g　人参 3g　竹茹 2g　甘草 2g

上作一服。水二盅，加生姜五片，煎至一盅。食后服。

方论：方中君以姜制南星为温燥之性，以祛痰湿而通阳气，且兼祛风之能，切合治疗痰浊内壅、阻塞络脉之证。

如见发热烦躁、神昏谵语、舌质红赤者，为痰蕴化热、内扰心神，当加黄连、天竺黄。

凡虚风内动之言语不畅，舌强不语者不宜。

97. 中风之为病，神昏或昏聩，起病急骤，半身不遂，鼾声痰鸣，项强身热，躁烦不宁，肢体强痉拘急，甚则频繁抽搐，手足逆冷，舌质红绛，舌苔黄褐而干，脉弦滑数。此痰热内闭，可用安宫牛黄丸、清开灵注射液、羚角钩藤汤。

此风火相煽，危急重症，当采用综合措施积极抢救。患者窍闭神昏，口噤不开，多口服汤药困难，当需静脉滴注、鼻饲、高位直肠点滴等多途径给药。密切观察，预防呕血、便血、喘脱等坏证发生。

清开灵注射液 40mL 加入 5% 葡萄糖注射液 250mL 中静脉滴注，每日 2 ～ 3 次。安宫牛黄丸（成药）1 ～ 2 丸，6 ～ 8 小时灌服或鼻饲 1 次。

●羚角钩藤汤方（《通俗伤寒论》）

羚角片（先煎 30 分钟）4.5g　霜桑叶 6g　京川贝（去心）12g　鲜生地 15g 双钩藤（后下）9g　滁菊花 9g　茯神木 9g　生白芍 9g　生甘草 2.4g　淡竹茹（鲜刮，与羚角先煎代水）15g

水煎服，或鼻饲。

热病后期，阴虚风动抽搐者不宜用本方。

98. 中风之为病，突然昏倒，不省人事，肢体瘫软，手撒肢冷，汗多，重则周身湿冷，二便自遗，舌卷囊缩，目合口开，气息低微，舌质紫黯，苔白腻，脉沉缓，或脉微欲绝。此元气败脱，神明散乱之脱证。治当回阳救逆，益气固脱。参麦注射液、参附汤主之。

本证为极危重症，当采用综合治疗措施进行抢救。

参麦注射液 40mL 加入 25% 葡萄糖注射液 40mL 中静脉注射，15 分钟 1 次，或遵医嘱，直至厥脱康复。

● **参附汤方（《妇人良方》）**

人参 10 ～ 30g　　附子 10 ～ 30g

附子先煮 1 小时以上，以备急用；人参后下，汤成顿服，或灌服，或鼻饲。

方论： 本方所治之证为阳虚欲脱，病势垂危，急用大温大补之品以回阳救脱，庶几可以转危为安。方中人参、附子同用，能令阳气渐旺，心阳回复。方中人参不可用党参代，有野山参最好。附子有毒，但复心阳也非其莫属，剂量、炮制，临床均有许多经验，本书非专论附子者，不赘。但用附子救急，必须事先与药剂师协调，务必先有准备，把附子熬好，急用时与参汤相合即用。

杂病篇

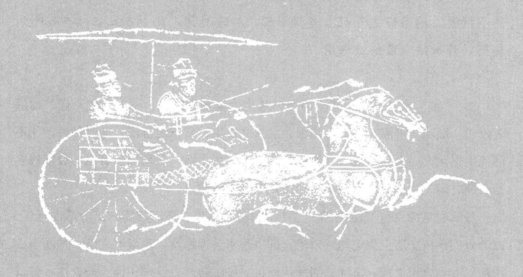

"五藏六府，心为之主。"（《灵枢·师传》）近年或有"病由心生""诸病源心论"之说。因心而涉及的杂病众多，如不寐（失眠、早醒）、郁病、脏躁、百合病、奔豚气、梅核气、汗证、阳痿、早泄、惊悸、梦、健忘、癫、痫、狂、癔病、癖病、呆症、卑楪、邪祟等。本篇各列其条，并分别出具方药与超药物疗心法，以供临床验证。

99. 丹溪首创六郁说，即气、湿、热、痰、血、食之郁滞也。谓当升不得升，当散不得散，当降不得降，当行不得行，当变化而不得变化，当通不得通。治当舒达气机，通滞解郁，加味越鞠（丸）方主之。本书所列超药物疗心法，可辨证选用。

郁，"鬱"也，其造字意义为杂草丛生，壅塞不通也。有五志之不遂，情感之阻遏，湿浊之停滞，痰饮之伤阳，血脉之瘀阻，食积之蕴停，凡此种种，无不郁而生热化火，火热上扰，心君不宁，所谓郁久生病，久病皆郁者也。故郁病多是心神之病，临床表现繁多，稀奇怪诞，难以尽述。

丹溪制越鞠丸以统治诸郁，方中香附行气解郁，调理脾胃；川芎活血行气，以治血郁；栀子清三焦之热，以治火郁；苍术苦温燥湿，治湿浊之郁；神曲消食行滞，以治食积之郁。再加柴胡通达枢机，推陈致新，除烦止惊；合欢皮、萱草花安五脏，利心志，令人欢乐无忧。

● 加味越鞠丸方

苍术 12g　川芎 12g　香附 12g　山栀子 12g　神曲 12g　北柴胡 15g　合欢皮 20g　萱草花 10g

上 8 味，以凉水浸渍 1 小时，使咀片浸透湿润，加水至淹过药面约 2cm，小火至沸后 30 分钟，去滓再煎，取药液约 450mL，每次温服 150mL，每日 3 次。晚间，饮小米粥一小碗。

方论：本方以丹溪越鞠丸变为汤剂，水煎服，此汤者荡也，其效较速。人之康健，以气为本，气和则上下左右皆畅，运行不停，以司其机，何病之有？今本方之治郁者，实乃一"通"字为要。苍术温燥湿去则通，川芎血中行气以通，香附舒肝解郁之通，神曲消积行滞之通，栀子清热畅三焦之通，其加柴胡达少阳枢机之通，合欢皮遂情志之通。通透以解壅塞之郁，理所当然。

100. 心咳之为病，咽中如有痰黏，咯之不出，咽之难下，经年屡月，或咳时胸痛，少痰，无痰，或疑为肺病、咽疾而延医无数，滥用药物，时轻时重，多见于中年妇人。此皆心肾亏虚，气郁扰神，宜百合地黄汤加黑豆、茯神、香附、合欢皮；半夏厚朴汤亦主之。辅以静心观息法、闲聊解闷法、学点佛学疗心病。

《素问·咳论》曰："心咳之状，咳则心痛，喉中介介如梗状，甚则咽肿、喉痹。"此咳，临床颇为常见，多以咽中不适致咳为主症。《金匮要略·妇人杂病》曰："妇人咽中如有炙脔。"除了咳症之外，往往还有与"百合病"相关之症状表现，如沉默寡言，欲卧不能卧，欲行不能行，似寒非寒，似热非热，"全是恍惚去来，不可为凭之象"（尤在泾），变幻不定。多见于中年妇人者，与其肾水不足，月事紊乱或月经已停，冲任失调有关。此肾亏致心神不宁者，治咳不在止咳，也不在肺，而在心与肾，治心尤其紧要。

经年屡月之久病，多因病而郁，久郁必扰心神，疑患某恶病者而多方求医，或做各种检查。故宁其心，安其神，是为治疗此咳之良法也。

● **百合地黄加黑豆茯神香附合欢皮汤方**

百合 30g　生地黄 30g　黑豆 30g　茯神 30g　香附 15g　合欢皮 30g

上方之药宜先用凉净水浸泡 1 小时许，使药尽浸透彻。大火煎至沸腾，改小火再煎 25 分钟，连煎 2 次，取药汁，每次服 150mL，每日 3 次，餐后温服。

方论：此方《金匮要略》用治百合病，称诸药不能治，如有神灵者。今虽以咳为主症，但病心肾阴虚内热为主，多与肺无关。如金寿山《金匮诠释》认为，百合病"与心固有关，与肺却少关涉"，并说"百合病者，神病也，清其气血即所以治其神"。故此等咳症为心咳者也。

方中百合，《神农本草经》谓"主邪气腹胀心痛"，《本草纲目》载"安心、定胆、益志、养五脏"，专就心神而治。至于生地黄，心喜其清，肾喜其滋，肝喜其和，肺喜其润，脾喜其甘缓，对于心肾虚之咳，标本兼顾。加黑豆，黑色入肾；茯神宁其心神；香附行肝气之郁；合欢皮活血而行气，畅其情志。若兼烘热、多汗、心烦者，加淮小麦20g，大枣20g，甘草10g；咳剧咽痒者，加蝉蜕10g，白鲜皮15g，木蝴蝶10g，粟壳5g，以祛风敛气，止咳治其标。

●**半夏厚朴汤方**（《金匮要略》）

法半夏15g　厚朴15g　茯苓20g　生姜20g　紫苏叶15g

上5味，以凉净水浸渍约1小时，煮2次，取药汁400mL，每日4次分服；或少量频饮，不拘次数，凡咽中不适者，饮之，以利其咽也。若夜间咳嗽为主者，加当归下气，以养其心肾。

101. 初恶寒畏风，或微热，多汗，苔薄白，舌质未红，宜桂枝汤，药后按法将息。继之或因他疾致头晕不适，或喷嚏鼻涕者，遂屡用外感之药物，汗出畏风，甚者漏汗不止，再招风寒侵袭，日久反复，心绪为之紧张，惧感冒而微恶寒也，添衣，衣厚必热，又致汗多，表虚邪犯，外感又作，再服解表之剂，遂全身冷凉，身痛剧，坐卧不宁，不知所措，或见虽炎夏亦着棉装，塞窗户而畏风寒，不堪言表。此营卫失调，心阳耗伤所致，桂枝加附子汤主之。辅以静心观息法、日光通心法、书写静心法。

仲景桂枝汤谓《伤寒论》第一方也，其理法严谨，惟恐后人不会用，或用之不当，用之太过，故药后护理详明。

今富贵之人，衣食无忧，关注健康，偶有头痛恶寒者，皆自谓感冒而自购多药，常见稍愈，又作，再服，经年屡月，依赖药物。殊不知，街市所售治感冒之药皆具发汗之功能，常用则过，竟成漏汗不止，反复感冒，再三服药，阳伤气耗，不能自已。进而久病气郁不通，郁久则扰心神不宁，形神俱病，遣用初病之桂枝汤自然病重药轻，能及营卫而未涉之心神，必须温阳以通，通则郁解，使心神得安，营卫得和，而诸症缓解。其中误认外感，恐惧感冒，强迫加衣，微凉而夸大为"冷痛""冰凉""钻骨"等自我暗示感受是临证着眼点。

●桂枝汤方（《伤寒论》）

桂枝（去皮）9g　芍药9g　甘草（炙）6g　生姜（切）9g　大枣（擘）10g

上5味，㕮咀，以水七升，微火煮取三升，去滓，适寒温，服一升。服已须臾，啜热稀粥一升余，以助药力，温覆令一时许，遍身漐漐微似有汗者益佳，不可令如水流漓，病必不除。若一服汗出病差，停后服，不必尽剂；若不汗，复服，依前法；又不汗，后服小促其间，半日许令三服尽。若病重者，一日一夜服，周时观之，服一剂尽，病症犹在者，复作服；若汗不出，乃服至二三剂。禁生冷、黏滑、肉面、五辛、酒酪、臭恶等多物。

●桂枝加附子汤方（《伤寒论》）

桂枝10g　白芍药20g　甘草10g　生姜10g　大枣15g　附片（制，先煎）10g

上6味，煎服如桂枝汤方法。

若自汗、气短、脉细弱无力者，加黄芪30g，炒白术20g，防风15g；若口干渴、脉细、舌苔少而舌质红者，桂枝减量为5g，附片减量为5g，加西洋参10g，麦冬20g，五味子5g；气短无力、心悸欲脱者，加山萸肉20g。并禁止服用解表祛寒的一切感冒药。

方论：本方证集中在一个"汗"症上，"汗为心液"，这异常之汗是大汗出，《伤寒论》原文中称"遂漏不止"，是漏汗之急促多汗症。方中特加附子一枚，温补全身因汗而耗之心阳，以助桂枝温阳之力，使阳气得回，正气得复，汗液得收，津液藏存而诸症自愈。

制附子的剂量，当视临证之脉舌而定，一般10～15g即可达到温阳之效，皆须先煎半小时至 1 小时。配以桂枝汤之调和营卫，温阳固表，疗效可期。

102. 心痹之为病，心悸气短，胸部憋闷，偶短痛，或心烦恐惧，劳力则重，或脉细，舌质紫黯。此为络病，当益气通脉、化瘀畅络，心痹汤主之。

心主血脉，痹与闭为通假字，闭塞不通也。《素问·痹论》曰："淫气忧思，痹聚于心。""脉痹不已，复感于邪，内舍于心。"又云："心痹者，脉不通。"淫者，过也，指六淫外感之过，或忧思内伤之过，皆可滞闭阻塞脉络而为心痹，肥甘痰湿之过亦可为痹，体质素虚，气弱而不能鼓舞，脉络也可为之不通，故治之之法首当益气，并活血通脉以通其痹。

●心痹汤方

黄芪 30g　人参 10g　当归 10g　水蛭 5g　全蝎 5g　赤芍 15g　降香 10g

上 7 味，其中黄芪、人参、当归、赤芍、降香放入药罐中，加凉净水浸渍约半小时，小火煎至沸后 25 分钟，连煎 2 次，取药液 450mL；水蛭、全蝎打细粉，分装胶囊，用药液送服，每日 3 次，每次服 150mL。病情稳定后，可以水泛为丸，每次 9g，每日 2 次，温开水送服。

方论：黄芪、人参皆益气之品，黄芪补气善升提，人参大补元气，二药合用，鼓动元真之气，功能益气推动，助血脉流动以通之，谓以补为通；当归辛温，活血补血，辛散能行，又解郁气；赤芍活血通络，降香行气降逆；水蛭善破瘀血，全蝎通络脉而祛风邪而止痛。全方深谙叶天士辛香、辛润、辛温、辛咸通络法之妙，寓通于补，活血通脉，散瘀血而不伤气血，又能开郁止痛。心烦、恐惧、怔忡者，加柏子仁、茯神、生牡蛎；心阳虚者，加川桂枝；心阴虚有热者，加天冬、麦冬。

此方凡有鼻血、咯血、痔疮出血、月经过多等出血性疾病，以及妊娠或哺乳期患者当忌用。

103.病有气上冲者，自胸中、或自小腹、或自脐下起，或气上撞心，或气上冲胸，或气从腹上冲心者，或气上冲咽喉，常久治难愈，临床表现繁多而怪异，起卧不安。此阳虚不通，寒邪及心之故，温通心阳则可，宜桂枝加桂汤；重者附子理中汤亦主之。辅以日光疗心法、学点佛学疗心病。

"气上冲"之症临床很常见，《伤寒论》中凡七条，病机有：邪犹在表，邪热上逆；中阳虚，水气上逆；心阳虚，寒气上乘等。注家讨论热烈，多未中的，用丹波元简的话来说，是"上冲，诸家未有明解"（《伤寒论辑义·太阳病脉证并治上》）。"上冲"，这是临床医者常听到患者自述的感受，还确有从下腹如奔豚之状往上冲者，西医谓之曰：胃炎反流、神经官能症、精神紧张、抑郁强迫等。我辈当作何解释？余曰："此心病也。"乃阳虚，寒气上逆及心也，故桂枝加桂汤确有一定疗效。何以加重桂枝？通心阳也。心之使道一通，气冲乃平，相关纷繁之怪异症状也可迎刃而解，此柯琴所谓"伤寒最多心病也"。当特别注重治"心"。

●**桂枝加桂汤方（《伤寒论》）**

桂枝 30g　白芍药 20g　甘草 10g　生姜 20g　大枣 20g

上5味，以凉净水先浸1小时，加足水量，以淹过药面2cm，文火煎煮2次，每次沸后20分钟，取药液400mL，分2次服。

起卧不安、心神不宁、情绪紧张者，加茯神、合欢花、萱草花。

方论：本方之特色，在于既已用桂枝，还要再加桂枝之剂量，何也？盖治气上冲，主要靠桂枝赤色，通心温经。《伤寒论》中用桂枝者均去皮，清代柯琴用桂枝记有"去粗皮"，加了一"粗"字，这说明其"去皮"者，是保留皮之肉，只去其外之粗皮，不是光用桂枝木。

桂枝治冲逆，是因为桂枝入心，通心阳，使道一通，诸多心病悉解，如气冲上、奔豚状、脐下筑、叉手自冒心、心悸、怔忡、起卧不安等。加茯神者，宁心安神；合欢花、萱草花，甘、平，色艳丽，解郁蠲忿，悦情而志定，主明则下安。

●**附子理中汤方（《三因极一病证方论》）**

制附子 10g　人参 10g　白术 15g　干姜 10g　炙甘草 10g

水煎服。

方论：理中汤温补脾胃之阳，加附子温补脾肾之阳，故附子理中汤为先后天并补之剂。郑钦安《医理真传》中云："非附子不能挽救欲绝之真阳，非姜术不能培中宫之土气。"人参微寒有刚柔相济之意，甘草调和上下最能缓中，五味药配合得当，治疗中下焦虚寒、火不生土诸症。方中附子温补先天真阳，白术健脾燥湿以补中宫之土，干姜温胃散寒，人参补气益阴，炙甘草补后天脾土并调和诸药。

104. 产妇冷，畏寒，胸满而郁冒，头眩而目瞀，常自汗出，大便干结难解，脉细弱者，黄芪桂枝五物汤主之；心病也，小柴胡汤亦主之。辅以音乐悦心法、日光疗心法。

产后失血，阴津也随之而伤，肠道失于润滋而大便难，气虚不卫则自汗，汗出卫阳不足则畏寒风冷。妇人产后，除气血之亏外，尚有对婴儿之母性关顾、担忧，或因家庭情感纷扰、照料失周等的影响，多有郁、压、闷之精神状态，由肝气不疏及致心阳不通，是形成畏寒怕冷、汗出过多、头目晕冒等症的主要病机。《金匮要略·妇人产后病脉证治》记载："问曰：新产妇人有三病，一者病痉，二者郁冒，三者大便难，何谓也？师曰：新产血虚，多汗出，喜中风，故令病痉；亡血复汗，寒多，故令郁冒；亡津液，胃燥，故大便难。"条文中之痉、大便难、汗出，注家都较清晰，惟郁冒之释，诸多牵强。据笔者临证所见，乃新产肝郁及心也。心虚发于产后，前人早有记载，如清代吴鞠通在《温病条辨·解产难》有"产后心虚一证，最为吃紧……产后心气十有九虚，故产后补心气亦大扼要"的论断。方用大定风珠加人参、龙骨、浮小麦、茯神则多有效验。尤怡《金匮要略心典》之说可从，"郁冒者，神病也"，明白地把产后郁冒归于心神病。

● **黄芪桂枝五物汤方（《金匮要略》）**

黄芪 9g　芍药 9g　桂枝 9g　生姜 18g　大枣 4 枚

上 5 味，水煎两次，温服。

方论：本方为血痹而设，痹者，不通也。方中黄芪大补元气，桂枝温经通阳，二药为伍，振奋卫阳，固表而不留邪；芍药养血和营通痹，生姜温行血脉，合大枣调和营卫。诸药合用，使气血行，风邪除，使道通，则诸症可愈。

郁冒重者加萱草花、柴胡；胸胁满闷加佛手、香附；气虚甚者加党参；阳虚肢冷重者加附子。

● **小柴胡汤方**（见第 47 条）

105. 热病或大病久病之后，心中烦热，咽干口燥，卧寐不宁，或入睡困难，大便燥而干结，舌红苔薄黄少津，脉细数。此少阴热化，黄连阿胶汤主之；发呆冥想法、静心观息法亦主之。

热病耗阴，如经过多发汗退热，或患心肝肾之大病，或患肿瘤、结核、出血，或过用、误用温燥补益之品，致水液亏，火热炽，心神被扰，因而心中烦热，不得眠卧，临证对阴液之复，往往应徐进勿急，此乃"阴液不可骤复"之义。近年有静脉输液之法，常可解各种阴液耗亏之病，可以借用。

● **黄连阿胶汤方（《伤寒论》）**

川黄连 8g　黄芩 6g　白芍药 6g　阿胶 10g　鸡子黄 2 枚

前 3 味凉净水先浸后煮，取药液 300mL，去滓，趁热内胶溶化，并鸡子黄加入搅匀，每次 100mL，每日 3 次。

加生地黄汁尤良。睡眠极差者，可加酸枣仁。

方论：仲景原方黄连四两，量大为君；临床上患者因味苦难服而减量，或考虑苦燥伤阴之弊，剂量亦不可过大，一般 5～10g 足矣。方中加鸡子黄实有深意，取鸡蛋之甘咸滋养入心经，安神益胃，缓解芩、连之苦，略有食品之香以平其烦。

加鲜生地黄之汁是温病常用救阴之法，加酸枣仁剂量宜大，一般用30g以上方有安卧之效。另配以小米粥少量纳食，可助药力。

106. 病有久寒不愈，手足冰凉不温，或肢体某处寒冷，烦躁，嘿嘿不欲食，胸胁满闷，舌质淡而不红，脉细微弱者，此血虚寒厥也，宜当归四逆加吴茱萸生姜汤。辅以日光疗心法、辛味通心法、快步运动法。

本证之手足厥冷，在病机与厥冷症状上与四逆汤证均迥然不同。本证之厥冷较轻，且多为自觉症，精神尚可，或强调肢体某局部畏风畏冷，病机是血虚，经脉失养所致；而四逆汤证是少阴肾阳衰微，厥冷至重，常有全身性精神不振，如但欲寐、面色晦暗之状，临证当需注意。烦躁、嘿嘿、满闷皆血虚不通之状。

● 当归四逆加吴茱萸生姜汤方（《伤寒论》）

当归15g　白芍15g　炙甘草10g　桂枝12g　北细辛6g　生姜30g　吴茱萸10g　大枣15g　通草6g

上9味，先用凉净水加黄酒各半，浸泡半小时，微火煎煮，取药液500mL，去滓，温分五服。

方论：《伤寒论》厥阴之厥，病机多为阴阳之气不相顺接，再参阅第326条厥阴病上热下寒之提纲证，其中气上撞心、心中疼热、饥而不欲食等，皆非结构之器官疾患，实为患者感受与状态之症，与诸郁、心阳不通相关，故方中多用温通之品，厥逆不温与其余诸症均会获得缓解。

临床上我们见到许多因厥而求治者，符合《伤寒论》第337条之描述："凡厥者，阴阳气不相顺接，便为厥。厥者，手足逆冷是也。"论中之"凡厥者"，指寒厥、热厥、蛔厥、脏厥、痰厥、气厥、血厥、水厥等，非单独的疾病，乃疾病发生演变过程中所出现的状态与感受，外感与内伤杂病均可出现，其程度不一，形形色色。

余以为当以使道不通而论，补血、益气、温阳、活血、行气皆可使通，为中医学之"郁病"也。本方多有温通之品，临床可用治多种疑难杂症、怪症，符合"郁乃心病"之说。

107. 凡养尊处优者，或劳心之人，或年老、新产者，肌体顽痹不仁，酸疼麻胀，如虫行、烧灼等难以言表之不适感，或半身尤重，痛痒不觉。此血痹不通，黄芪桂枝五物加当归汤主之。宜情趣休闲法、助人乐己法以通之。

《金匮要略》云："血痹病从何得之？师曰：夫尊荣人，骨弱肌肤盛。"尊荣人多是脑力劳动者，劳心多而劳力少，体力运动不足，必然筋骨弱而肥胖多脂，年老、产后供奉太过，失于活动，均可导致血痹不通。症状如风痹，但又不全为风邪所致，或身体肢节有风游走不定，凉冷畏风，不仁之状难以言表，当与心神有关。

临证见各种虚劳久病，多与久卧、久坐、久行、产后久居避风避光之室，很少外出与亲友交流有关。对初产妇而言，育儿护理尚无经验，婴儿与产后各种生理、病理、哺乳、家务纷繁之事交织，多令人烦恼生郁，血气不通而致血痹，出现各种难以解释的躯体症状，此不可不查为心病使然！

●黄芪桂枝五物加当归汤方

黄芪 20g　当归 15g　白芍 15g　桂枝 15g　生姜 20g　大枣 15g

上 6 味，以凉净水浸之，文火煮至沸后半小时，倒出药液，加水再煮，连煮 2 次，共取药液 500mL，分 3 次温服，一日服尽。如疼痛明显，影响睡眠者，加防风、元胡索各 15g，煎煮时加黄酒 20mL 同煮；不仁、游走症状重者，加红花、桃仁各 10g；肌体局部凉冷难忍者，加附子 10g，北细辛 3g，加重桂枝以通心阳。

方论：此方为血痹而设，血气不通也，其状态为"不仁"二字着眼。仁者，亲也，古文"仁"为"千心"（《说文》），指痛、痒、触、觉之感受，有感受反应曰仁，无感受为"不仁"，指状态与感觉怪异不循常情，或正常的感觉较常人下降，确有不少说不清道不明，器械实验室检查也捉摸不到的问题，乃心神之病也，非完全的形体之病。正如《金匮要略心典》说："不仁者，肌体顽痹，痛痒不觉，如风痹状，而非实风也。"实心神不宁也。

方中生姜剂量比其他药重，何也？因生姜辛温散寒，归、芪、桂温通卫阳，散寒除痹，唯生姜有明显辣味，不耐辣者，可先予告之。加重桂枝者，因桂枝可温通阳气，阳通、郁解、血脉畅，心病神宁则诸症自愈。不仁之症当以桂枝为要，配合欢皮更妙。治产后气郁血痹之半身不仁疼痛，治不宁腿综合征等均有确切之效。

108. 虚烦，常见早醒不得眠，每夜半惊悸，夜游，或盗汗，口干咽燥，或奇病而发作有时。此心虚热烦扰，郁而不宁，加味酸枣仁汤主之。祝说疗心法、音乐疗心法、验案示范法、静心观息法、情趣疗心法亦主之。

寤寐之自然更替，乃心神所主，因阴虚血不足，虚不能养心神，心神不宁，故寤寐之自然生命现象为之扰乱。虚者多以早醒为主，或半夜无事而惊与悸，甚至夜游自体不知，或出现多样奇症、怪病，多发作定时，遣用加味酸枣仁汤，为《金匮要略》酸枣仁汤加天冬、珍珠母、合欢花、萱草花、生地黄而成。原方以大剂量酸枣仁养阴血、安心神为主药，经加味诸药，可助安神养心之力。此等病症，临床颇多，令人苦恼不堪，坐卧不宁，有不少病患因此而苦不欲生，应引起医家及社会重视。

● **加味酸枣仁汤方**

合欢花10g　萱草花10g　天冬15g　珍珠母30g　酸枣仁30g　甘草

10g　知母 15g　茯苓 30g　川芎 10g　法半夏 10g

上 10 味，再加黄糯小米 30g，共用凉净水浸泡 1 小时。文火煎煮至沸后半小时，倒出药液，加水再煮。两次煎煮共得药液 500mL，每餐前服 150mL，临睡前服 50mL。

方论：本方用仲景之经方，疗效确切无疑。加黄糯小米者系小米，即《素问》所言之秫米也，养心安神，亦可健脾。曾有研究报道，小黄米中富含色氨酸，服后可促进机体神经递质 5- 羟色胺的分泌。按中医理论，小米是一种补益药食，以补为通，血虚不通、气郁不通的心神症状皆可得解。正如《灵枢·邪客》所云："厥气客于五脏六腑，则卫气独卫其外，行于阳，不得入于阴。行于阳则阳气盛，阳气盛则阳跷陷；不得入于阴，阴虚，故目不瞑……补其不足，泻其有余，调其虚实，以通其道而去其邪，饮以半夏汤一剂，阴阳已通，其卧立至。"此即通使道者也。

萱草具有舒肝解郁、安神通窍作用，清代费伯雄《医醇賸义》有萱草忘忧汤，其花为黄花菜，又名"金针菜"，清代医家王世雄（孟英）曾有"金针菜甘平利膈，清热养阴，解忧释忿，醒酒除黄，荤素宜之，与病无忌"的论述，可为食用，养心补肝，利于睡眠。珍珠母平肝潜阳，清肝作用不如石决明，但安眠镇潜之力较石决明更优。合欢花养心解忧虑，交通心肾，缓解患者对睡眠障碍的强迫与焦躁。诸药合用，标本兼顾，眠睡诸症可得到改善。

109. 患病寒热不定，时发气从少腹上冲胸及咽喉，或心烦悸、口干、腹痛、气急，头胀头晕，阵发难受欲死，时而复常，多有惊、悲之因而发。此气郁不畅，久之耗血，心阳受扰所致，奔豚汤主之，桂枝加桂汤亦主之。

《金匮要略》有奔豚气病专篇，对于其发病举有"吐脓""惊怖""火邪"为因，认为"皆为惊发得之"。说明无论症状多么奇异，病机与肝郁血虚、心肾阳虚不足有关，核心是与心有关。四肢不温、手足不仁者，乃是遣方之标的。

● 奔豚汤方（《金匮要略》）

甘草10g　川芎10g　当归10g　法半夏15g　黄芩10g　葛根20g　芍药10g　生姜15g　桂枝（代甘李根白皮）10g

上9味，以凉净水浸渍1小时，加水淹过药面2cm，文火煎至沸后30分钟，倒出药液，加水再煎。两次煎取药液500mL，温服每次100mL，日三夜一服。

方论：奔豚证乃因惊恐恼怒，肝气郁结化热，热扰心神，使道欠通，冲气上逆所致。治宜养肝血、平肝气、通使道、降冲逆，则心肝两调，气顺而平。方中大寒之甘李根白皮清肝热、降逆气、通使道、止奔豚，配伍苦寒之黄芩，下肝气、清郁热；当归、川芎、芍药养血调肝，益肝体以制肝用；葛根、半夏、生姜升清降浊，和胃降逆；甘草益气和中，调和诸药，且与芍药相伍缓急止痛。诸药合用，肝脾两调，则气冲腹痛、往来寒热等症自愈。

110. 皮肤瘙痒灼热，干燥脱屑，局部疹块不多，且色素沉着或角化变硬，每年秋冬加重，中老年多见，经久不愈；伴口干心烦早醒，大便干结难解。此血虚津亏，心神、皮肤失养，滋心止痒汤主之。辅以发呆冥想法、音乐悦心法。

《素问·至真要大论》云："诸痛痒疮，皆属于心。"此处之痒，探源寻根，是血不养心，心神被扰使然。心主神明，又为大主，机体一切痛痒之觉，皆由心神而明之，否则人的生命是无法维持的。因此，瘙痒之症用清热祛风、凉血解毒、活血化瘀都是为了恢复心神之明的治法，配伍心经之药，方能起到画龙点睛的作用，止痒的效果也会显著得多。

● 滋心止痒汤方

柏子仁10g　夜交藤30g　茯神30g　麦冬12g　天冬12g　生地黄12g　熟地黄12g　当归10g　黄芪20g　黄芩15g　桃仁10g　红花5g　升麻15g　天花粉10g

上14味一起用净凉水浸泡1小时，加水淹过药2cm，加热至沸后30分钟，连煎2次，取药液约450mL，每次温服150mL，每日3次。

服药期间禁食鱼、虾、螃蟹，慎食辣椒、火锅、烧烤、卤制品、酒类等饮食。

方论：方中柏子仁气味清香，性多滑润，养心安神、滋阴补血、润燥益智，对阴血不足、心躁神扰之皮肤干燥瘙痒，以及因痒所致之心烦、不寐、便不通者均有治本之功，堪为君药。配伍夜交藤、茯神以加强静心安神之功，冬、地、归、芪治其血之本；黄芩、升麻、天花粉清热以护津液；桃仁活血以润，红花《本草纲目》谓"活血润燥"，二药配伍，奏"治风先治血，血行风自灭"之效，对皮肤干燥、久病之皮肤瘙痒等症，有画龙点睛之效。

值得注意者，服药期间应保证充足睡眠，保持大便通畅，慎食煎、炸、炒、卤、烤等不新鲜的食品，尽量减少烫水洗浴，切忌使用香皂、沐浴露等脱脂之品，以此提高疗效。

111.有恶梦惊悸者，神识不清，语无伦次，不识亲疏，哭笑无常，彻夜不眠，或登高而歌，弃衣疯狂，口渴胸热，眩晕耳鸣，痰多，舌苔黄厚而腻，脉滑数有力。此痰火扰心，神志错乱，宜清心滚痰丸。辅以从欲顺志法、催眠疗心法、发呆冥想法、静心观息法。

《泰定养生主论》云："痰证，变生千般怪症。"后世有"百病多因痰作祟"之说，其中主要病机在痰浊扰乱心神、阻塞心窍所致。因心神为"大主"，统帅全身各脏腑四肢百骸，使之出现形体与精神多方面复杂临床表现，尤其是精神心理方面的癫狂、昏迷、惊悸、怔忡、梦寐怪状、眩晕、耳鸣、肢体莫名之疼痛等。治疗之法重点在于祛痰豁痰，达到安心神、通心窍的目的。此为重症，应住医院治疗。

●**清心滚痰丸方**

金礞石（煅）　大黄　沉香　黄芩　甘遂（醋炙）　牵牛子　猪牙皂　人参　肉桂　金钱白花蛇　人工牛黄　冰片　朱砂粉　羚羊角粉等

市售有成药，每丸 3g，口服 1 丸，每天 1 次。

注意事项：体质虚弱者慎服；不能久服，肝肾功能不全者慎用；孕妇及哺乳期妇女禁服。

112. 湿病久羁，脾肾阳伤，使道阻塞，身痛跗肿，肢体麻痹，痿弱不振，性欲下降，惊悸怔忡，不耐劳作，大便溏薄，苔白食少者，安肾汤主之。信仰疗心法、日光通心法、快步运动法亦主之。

湿之伤阳者，先伤脾，后及肾，兼及心。心阳一伤，则全身痿弱，稍有劳动，甚至吃饭、穿衣、上厕所都会惊悸；寒湿停滞，则尿少身痛、足跗浮肿。舌苔白厚而腻，久久难退者，加草果 3g。吴鞠通谓："独以一味草果，温太阴独胜之寒以醒脾阳，则地气上蒸天气之白苔可除。"（《温病条辨·寒湿》）

●**安肾汤方（《温病条辨》）**

鹿茸 9g　胡芦巴 9g　补骨脂 9g　韭子 3g　大茴香 6g　制附子 6g　茅苍术 6g　茯苓 9g　菟丝子 9g

上 9 味，水煮取药液 450mL，分 3 次温服。亦可作水丸，缓而图之。

方论：凡肾阳不足者，当补督脉，故以鹿茸壮肾阳为君，《本草纲目》谓鹿茸："生精补髓，养血益阳，强健筋骨，治一切虚损，耳聋，目暗，眩晕，虚痢。"原方用三钱。水煎服，恐有浪费之处。今人多用 3～5g，研细末，每日 3 次分服，或用黄酒送下。附子、韭子等补肾真阳；以茯苓、苍术渗湿、燥湿，除阴湿之气，护佐脾阳，为釜底增薪之法也，共奏安肾之图。

歌曰：安肾术附茴二钱，芦骨茸菟苓皆三；湿久阳伤身痛痿，苔白食少改作丸。

113. 患者烦闷寡欢，琐事纠结，或疲乏少力，心悸气短，闭门不出，多疑惶恐；或自述病况，滔滔不绝；或为人强势，固执自信，期求完美，情绪易变，多怒；或阳痿早泄，性欲下降；或食谷欠馨，消化不良；或评点方药，虽一知半解，酷似行家；或延医无数，用药庞杂，多方检查，均少异常；或用药稍效，次日又发，经年屡月，久病未衰。此郁病也，表现繁多，难以尽述。治当解其郁，宁其心，采用综合治疗方法，宜内服越鞠丸、逍遥散。同时选用穴位养心法、静心观息法、闲聊解闷法、交友疗心法、音乐疗心法、情趣疗心法、催眠疗心法等。

此类患者，有因郁致病，也有因病致郁者。郁初多为肝气不舒，久病可延及诸脏，甚至累及全身不适，称躯体症状。其中不能忽视郁久及心的病机，症状繁多，都与心神不宁相关，十分常见，也难以根治。在临床上，见远道求医者，或久病多方延医者，或屡屡央求为其病症加药者，或拿到刚才开具的处方反复斟酌，疑这猜那，不停返回询问者，医者都应留心。这种患者，不能不用药，也不能全靠药，必以多法并进，调治其心，坚持不懈，始可收功。

●**越鞠丸汤方**（《丹溪心法》）

香附 10g　川芎 10g　苍术 10g　神曲 10g　栀子 10g

上 5 味，水煮取药液 450mL，分 3 次温服。

方论：本方行气解郁，以通为法，为六郁而设。方中香附疏肝、解气郁；川芎活血、通血郁；栀子解火郁；苍术温燥、醒脾通湿郁；神曲消食郁。

六郁之滞，皆可致使道不通而为心病，临证加味，用于诸多疑难杂症，疗效可期。气郁为主，加佛手、柴胡、青皮；血郁为主，加丹参、丹皮；火郁为主，加黄芩、大黄；痰郁为主，加法半夏、南星；湿郁为主，加茯苓、薏苡仁；食郁为主，加山楂、麦芽；夹寒加桂枝、吴茱萸少许。

●**逍遥散汤方**（见第 70 条）

若睡眠很差，入睡困难，同时也早醒、惊梦者，加磁石、酸枣仁、生铁落；情绪低沉，生活学习失去兴趣者，加川桂枝少许、合欢皮；舌苔厚腻，食纳无味，加白豆蔻、藿香、草果仁。

针灸取穴：焦虑多疑取中脘、膻中、通里、内关、太冲，失寐难眠取神庭、神门、本神、四神聪，可选其中 1 ～ 2 穴，点穴治疗。

114. 有悲观厌世者，惊惧避人，思绪混乱，沉默呻吟，注意力不能集中，健忘迟顿，甚至直视木僵；或头身肢体沉重，多寐乏力，肥胖多汗，眼目呆滞，面色黯淡浮肿，舌质胖大多津，舌苔厚腻，脉多沉滑。此痰浊郁滞，心神迷蒙。法当理气化痰，开窍宁神。开窍化痰汤主之，导痰汤亦主之。同时选用从欲顺志法、欢笑开心法、讲个故事给人听、交友疗心法等治疗。

郁滞日久，气不得行，津液也为之停聚，津停痰浊内生，迷蒙心窍，故出现心神失调诸症；痰浊为阴，最伤阳气，清阳不升，故全身无力疲乏，甚至僵直不灵，或重着，或肥胖多脂。

● 开窍化痰汤方

白茯苓 30g　法半夏 20g　陈皮 15g　生甘草 3g　石菖蒲 10g　制远志 6g　香附 30g　郁金 12g　益智仁 10g　干姜 5g

上 10 味用凉净水浸泡 1 小时，文火煎至沸后半小时，取药液，加水再煎，两次共得药液 500mL，分 3 次温服。

方论：本方为痰迷心窍而设。方中白茯苓化痰浊，能去湿开窍，健脾宁心，泻饮消痰，开豁除满，治痰之本，故为君，剂量必须稍大。《本草纲目》云："后人治心病必用茯神，故洁古张氏谓风眩心虚非茯神不能除，然茯苓未尝不治心病也。"这里用的茯苓与茯神疗效相同，不必沿袭古说。配半夏、陈皮、甘草，亦二陈汤为治痰之祖方。石菖蒲配远志，祛痰益智，开心孔，通九窍，《本经》称"久服轻身，不忘不迷"。香附配郁金，开郁专药，理气行血，清心化痰解郁。益智仁性温，开心益智，能通君相，善温脾阳；配干姜温化痰湿之浊。

痰涎特别多者，加浙贝母、天南星、皂荚。

● **导痰汤（《校注妇人良方》）**

制半夏 12g　橘红 6g　茯苓 6g　枳实 6g　制南星 6g　甘草 3g　生姜 10g

用法是水煎服。

方论：本方用于湿痰阻滞，使道不畅。治法当燥湿祛痰，行气开郁。方中重用治痰之主药半夏为君，取其温燥以通，臣以制南星，与半夏配伍，祛湿痰而消内阻，枳实破气化痰，消积除痞，橘红理气，茯苓渗湿。诸药合用，湿痰得除、气机得畅。

115. 患者常自卑自责，情绪低落，兴趣缺乏，不愿与亲友交流，有生不如死之痛苦感，或喃喃自语，面色青，少语言，或性欲减退，认知能力损伤。此郁病久羁，心神不宁，使道闭塞，宜柴胡加龙骨牡蛎汤加减，并宜配合穴位疗心法、交友疗心法、祝说疗心法等综合调治，争取在家人的协助下坚持不懈，防止复发。

气、血、痰、食之郁，久病皆郁，郁则使道不通，精神形体都失去神明之司，故出现纷繁难解之症状表现，此郁病及心，心神失宁者也。《素问·灵兰秘典论》说："主不明则十二官危，使道闭塞而不通，形乃大伤，以此养生则殃，以为天下者，其宗大危，戒之！戒之！"这里的"主不明"，有外邪之干扰导致心失去正常的指挥功能，也有功能阻滞、壅塞不通所致。欲望人皆有之，但如权、钱、情、色之欲太过，或因热、湿、痰、瘀等，导致"使道不通"，这是心神之力未达到而出现的精神、情志等紊乱之病。近代西医学对所谓抑郁症的认识异常，是神经细胞传递之间缺乏某种"递质"，如五羟色胺等不足，导致使道不通，补充这种"递质"即可达到治疗目的。这种方法，恰似中医的"以补为通"的方法。

《伤寒论》小柴胡汤为少阳枢机不利而设，少阳证所出现的寒热往来、嘿嘿、喜呕、心烦等也有不少心病内涵，皆使道不通也，使通则愈。本条柴胡加龙骨牡蛎汤是小柴胡汤加减方，更强调利枢机，祛邪以通。

● **柴胡加龙骨牡蛎汤方**（见第 52 条）

入睡困难者，加生铁落、珍珠母；有自杀倾向者，加川桂枝、炮附子温阳以通；阴阳失调，阳不入阴，昼夜颠倒者，加夏枯草、法半夏、百合。

鼓励患者邀约平时志同道合的亲友，尤其是年龄稍小、性情活泼、开朗向上的邻居、同事等，一起出去郊外旅游，爬山、踏青、钓鱼、采风、写生，或回乡访友，助人寻乐，逐步发现自己的价值，体会生活的情趣。切忌独居，不可长时间一个人在家看电视、玩游戏、看手机及电脑等。

116. 患有烦躁违拗者，坐立不安，手足不能自主，精神失常，神识模糊，失忆健忘不寐，不知饥饱，大便干结，或二便不知，目光呆滞，无言对答，切脉、望舌不能合作，强迫诊得脉多滑而有力，苔多黄腻。此痰火扰神，蒙蔽心窍。开心豁痰汤主之，同时配用礞石滚痰丸。

《证治汇补·癫狂》云："狂由痰火胶固心胸，阳邪充极，故猖狂刚暴，若有神灵所附；癫由心血不足，求望高远，抑郁不遂而成。虽有轻重之分，然皆心神耗散，不能制其痰火而然也。二症之因，或大怒而动肝火，或大惊而动心火，或痰为火升，升而不降，壅塞心窍，神明不得出入，主宰失其号令，心反为痰火所役。"此说全面，可从。临证所见，先郁后癫致狂者，多无明显分界可言，常是一病多象罢了，医者必须提高警惕，患者家属也不可掉以轻心，尽快住院治疗。

●开心豁痰汤方

石菖蒲 10g　制远志 10g　法半夏 15g　胆南星 10g　天竺黄 10g　川黄连 5g　连翘 12g　茯苓 20g　郁金 10g　钩藤 20g　生赭石（布包先煎）40g　琥珀粉（冲）3g　生谷芽 15g　生麦芽 15g

水煎 2 次，得药液 500mL，分 3 次温服，每日 1 剂。

方论：方中用石菖蒲、制远志祛痰开窍醒神，天竺黄清心经热痰，川黄连、连翘入心经、清心热，胆南星、钩藤豁痰息风，香附、郁金解郁通气，琥珀开窍镇惊，谷芽、麦芽助中焦之运化，以防诸药影响脾胃。

礞石滚痰丸（成药）去老痰破郁滞。如见大便干燥不解者，加熟大黄；狂躁、笑骂易怒、不避亲疏者，加生铁落、桃仁、磁石。

病情稳定后，应以丸剂，再服 1～2 个月。

117. 患者情怀不遂，愤懑不平，日久不解。初少眠失寐，噩梦呓语，阳痿早泄，头晕头痛，胁肋胀窜，继则暴怒秽言，叫骂毁物，不食不眠，大便干结；或行经加重，经血不畅，白带增多，气浊秽恶，目眶青黑，白睛微红；舌苔黄腻，舌质红，脉弦滑而数。此肝郁化火、痰热扰心，宜镇心温胆汤主之。睡前加服朱砂安神丸，辅以静心观息法、穴位疗心法、暗示疗心法、催眠疗心法。

忿郁恼怒，日久不解，必气蕴暴结，热聚化火，波及阳明；若遇经期，或时值春日，其肝气更旺，热邪上扰，触而发病。宜清肝泻火，豁痰开窍，镇心安神。及时配合针灸、心理等综合治疗，坚持数月，方能缓慢生效。

●镇心温胆汤方

生铁落（先煎）80g　清半夏 10g　茯苓 15g　竹茹 12g　化橘红 10g　川黄连 5g　生川大黄（后下）10g　郁金 10g　白蒺藜 10g　生龙齿 20g　生牡蛎

20g　黛蛤散（包煎）10g　枳实 15g　甘草 6g

以生铁落先煎之药水，再加入其他咀片同煎，得药液约 600mL，分 3 次凉服，以大便日行二三次为度。如大便未解，生大黄量加至 20g，服后腹痛隐隐无妨，便后可以米粥频服。

方论：痰火上扰心神，用生铁落、龙齿、牡蛎镇心，半夏、茯苓、橘红、郁金、竹茹等豁痰开窍，白蒺藜、黄连、黛蛤散平肝泻火，大黄通腑泻热、引热下行。为了预防重镇清热之品伤胃，可以嘱患者在服药期间服用小米粥以助脾护胃。

118. 夫健忘者，本于心虚，气血阴阳之不足，心神失养，神而不明，故学而难记，遇事易忘，或伴不寐、心悸、怔忡、眩晕、心烦、气短乏力、食不知味等，加减定志丸主之，开心散、归脾汤、柏子养心丸、天王补心丹、枕中丹、仁熟散亦主之。然痰热阻窍者不宜。辅以穴位养心法、静心观息法、音乐悦心法、智力训练法。

健忘多见，轻重不一。轻者无妨，重者当治。天地万物，人最神灵，其中主要是人的思维与记忆能力是其他物种不可比拟的。中医学从《内经》所构建的藏象理论认为，人的这种记忆能力由心神中的元神掌握。明代李时珍《本草纲目》"辛夷"条记载："脑为元神之府。"认识到了心与脑的关系。传统的"心领神会""计上心来""用心读书"，说明心之元神主司脑的功能。因此，人的记忆力不好、记忆力下降、健忘，是心虚的表现，如心气、心血、心阴、心阳之不足，均可导致心神失养、神而不明的健忘。

究其原因，有先天禀赋不足、肾精亏虚、髓海不足而致的脑海空虚；或年老体衰，或后天失养，学习工作中用脑过度，耗伤心血；或脾胃不调，饥饱失匀，气血生化之来源不足等，均可使心神失养而出现健忘。如见肥胖痰多、苔厚腻、脉象滑疾之健忘而烦躁者，不属此类，另当别论。

●**加减定志丸方**

人参 10g（太子参 15g）　茯神 30g　石菖蒲 10g　制远志 8g　酸枣仁
20g　龙眼肉 10g　熟地黄 15g

上 7 味水煎作汤剂，或打粉做蜜丸、水丸均可。坚持服用 2 ~ 3 个月，始能
有效。

如有食欲不振、食少腹胀者，加砂仁、木香、神曲。

方论：本方系《杂病源流犀烛》定志丸减朱砂、茯苓，加熟地黄、龙眼肉、
酸枣仁而成。方中人参补气，熟地黄养血，茯神健脾宁神，石菖蒲、远志开心窍
而益智，酸枣仁养心肝之血而安神，龙眼肉大补心血而安志。久服强魂魄，聪明
益智，专治健忘。

●**开心散**（《备急千金要方》）

远志 8g　人参 8g　茯苓 20g　菖蒲 10g

四味治，下筛，饮服方寸匕，日三。

●**归脾汤**（见第 119 条）

●**柏子养心丸**（成药）

●**天王补心丹**（成药）

●**仁熟散方**（见第 74 条）

●**枕中丹方**，又名"孔子大圣枕中丸"（《备急千金要方》）

龟甲　龙骨　制远志　菖蒲各等分

为细末，黄酒送服，每次 3g，日三服。

补心虚，治健忘，令人耳目聪明，以戊子日服之，开心不忘。

如肥胖，苔腻厚，脉滑疾，痰迷心窍，健忘失事者，宜加味茯苓汤。

●**加味茯苓汤方**（《世医得效方》）

法半夏 15g　陈皮 15g　白茯苓（去皮）20g　粉甘草 10g　益智仁 10g　香

附子（炒）10g　人参 10g

生姜水煎服。

119. 夫失寐者，今可称失眠。盖寐本乎阴，神其主也，神安则寐，神不安则不寐，故为心之通病也，常见而难愈。睡眠者，自然之事，但多有久病失寐，苦不堪言，生不如死者。初为烦心之事而失寐，久为失寐之虑而更难眠。故多有优柔寡断，抑郁纠结之性情；并伴心悸，多汗，心烦，惊醒，健忘，多梦，眩晕，面萎黄，耳鸣，易怒，胁胀；或月经不调，经量多淋漓不尽；或遗精阳痿等。兼有脾虚纳少者，归脾汤主之，加味酸枣仁汤亦主之。辅以静心观息法、穴位养心法、太极拳疗法、八段锦疗法、学点佛学疗心病。

清代林珮琴《类证治裁》云："阳气自动而之静则寐，阴气自静而之动则寤。"阳不入于阴则失眠。正常的睡眠来自机体阴阳自然之消长出入，心是阴阳变化之主宰，失寐是该睡而不能入睡，必然责之于心。

据临床所见，失寐多因认知失调，患者对睡眠问题之外的体验、关注都是异常的，如对入睡时间的长与短、对睡眠后的头脑感觉、对工作学习的效果与状态等，患者多是苛求与自责的。如上床临卧时强迫快点入睡，自觉工作责任重大，没法放下；精神感觉很累、疲乏，完不成，怕失败，甚至出现"没法活下去"的想法，上述种种原因是导致心神不宁，神不守舍，心静不能实现，何来正常的自然睡眠呢？故失寐之治，安其心是治则之大要。

● **归脾汤方**（见第 60 条）

● **加味酸枣仁汤方**（见第 108 条）

120. 人皆有梦，多梦令人不适者方为病。若乱梦纷纭，或坠岩涉河，凶杀恶鬼之梦，或梦遗滑精屡作，阳痿早泄，或工作学习之梦不停，致夜寐不宁，醒后不解困乏，头晕耳鸣，健忘心悸者。系心神受扰，神不守舍之心病。证有虚实之异，当辨证分治。皆可辅以情趣休闲法、却忙正心法、明德养心法治疗。

凡思虑过度，或颂读诗书，娱乐通宵，或夜间嬉戏，昼日补睡，长期反自然之习惯，耗伤心血，心神不宁，魂魄不安而为梦，宜朱砂安神丸、天王补心丹。

凡触事易惊，梦寐不祥，梦象怪诞，令心惊胆怯生郁，郁久生痰，怪症重生；或短气乏力，自汗盗汗，饮食无味，烦闷怔忡，坐卧不安。此心脾两虚，宜归脾汤、仁熟散。

凡心烦易怒，口苦咽干，胸肋胀满，入睡多梦；或见月经不调，经期胀痛等。此肝郁化热，热扰心神之梦，宜丹栀逍遥散。

凡梦境奇怪，睡中惊醒，烦躁不安，夜不能寐，口干咽燥，大便干结，痰多头闷，脉弦滑而数，苔黄质红者，宜黄连温胆汤加熟大黄。

梦，临证多见。明代张景岳有言："手少阴，心也。心主阳，其藏神。足少阴，肾也。肾主阴，其藏精。是以少阴厥逆，则心肾不交而精神散越，故为妄梦。"如女子之梦交，男子之梦遗，为欲念邪思，牵扰意志，俗云"日有所思，夜有所梦"。严格说来，皆心病也。多起于七情内伤，如《梦占逸旨》载："过喜则梦开，过怒则梦闭，过恐则梦匿，过忧则梦嗔，过哀则梦救，过忿则梦詈，过惊则梦狂。"这是说的一般情况，不一定有如此之规律。若方证切合，确有明显疗效。

●**朱砂安神丸**（成药）

●**天王补心丹**（成药）

●**归脾汤**（见第 119 条）

●**仁熟散**（见第 74 条）

●丹栀逍遥散

当归 10g　芍药 10g　茯苓 10g　炒白术 10g　北柴胡 10g　甘草 5g　牡丹皮 5g　栀子 5g　生姜 10g　大枣 10g

水煎温服，每日三次。

●黄连温胆汤（见第 82 条）

121. 夫脏躁者，多见于妇人，喜悲伤欲哭，象如神灵所作；或烘热出汗，面色潮红，心悸多梦，性欲下降；或月经紊乱，停经数月。此肝肾阴不足，虚火上扰，心神不静。甘麦大枣汤主之，穴位养心、暗示疗心法亦主之。

《医宗金鉴》卷二十三云："藏，心藏也。心静则神藏。若为七情所伤，则心不得静，而神躁扰不宁也，故喜悲伤欲哭是神不能主情也。象如神灵所凭，是心不能神明也，即今之失志癫狂病也。"这里主要是肝肾不足，虚热生于内。若外加情志所激，必然发病更剧。

●甘草小麦大枣汤方（《金匮要略》）

甘草 20g　小麦 60g　大枣 30g

上 3 味，水煎温服，日服 3 次。

如睡眠不安加合欢花 10g，酸枣仁 30g，生牡蛎 30g；舌红少苔加百合 30g，生地黄 30g；烘热多汗明显者，加黑豆 30g，合欢皮 30g；腰膝酸软者，加淫羊藿 20g，仙茅 10g，巴戟天 15g。

方论：《金匮要略》原方以养心安神，和中缓急为主。验诸临床，本证其本在肝肾不足，其标在心神。黑豆、地黄、淫羊藿、仙茅、巴戟天补益肝肾，以治其本，补肾水亦即安心神；再加上酸枣仁、甘麦大枣之养心，牡蛎之镇心，故能标本兼顾。方中淮小麦重用，当为主药。《灵枢·五味》："心病者，宜食麦。"小麦，包括今之麦片食品，味甘性凉，归心肝经，《本草再新》谓"小麦养心益肾，和血健脾"，对脏躁自当首选。西医所谓更年期综合征者，可参照辨治。

122. 夫呆病者，又名痴呆。临证所见，有虚实之别。虚者多为肾精不足，脑髓空虚，心之元神失灵所致。凡见神情呆滞，健忘愚笨，智能减退；并伴有头晕耳鸣，倦怠嗜卧；或步履艰难，语言謇涩，不识亲友等。此髓海不足，元神失灵。治宜填精补髓，宁神益脑。补天大造丸主之。舌红少苔，脉弦细数，偏于阴虚内热者，宜左归丸加减。实者，痰浊阻窍。凡见智力减退，表情呆钝；伴不思饮食，脘腹胀满，口多涎沫，头重痰多；或哭笑无常，喃喃自语；或终日无言，呆若木鸡，倦怠思卧；苔白厚腻，舌质淡，脉细滑。此痰蒙心窍，元神不灵。治当开窍醒神，健脾化痰。宜洗心汤加减。轻者有效，重者难疗，当早期预防为主。选用穴位养心法、智力训练法、讲个故事给人听等法有效。

今人有"灵机记性在脑"之说，痴呆即脑之病，明代李时珍有"脑为元神之府"之论。《素问·六节藏象论》曰："心者，生之本，神之处。"心是生命之根，精神活动之主宰。"生之本，神之处"这六个字，已经高度概括了中医对"心"的认识。心主神明，神又分为本神、元神、识神，历代医家引征了很多文献去证明，企图把这诸多难明之奥弄清楚。老实说，按当今的水平，对呆病的认识是说不明白的。我们还是现实一点，就是一个"心"的问题、"神"的疾病，也就是脑的疾病，理论就让后来贤者去探索吧。这里只谈临证，争取有那么一点疗效就算不错了。

● 补天大造丸方（《医学心悟》）

人参100g　黄芪（蜜炙）150g　白术150g　当归80g　枣仁（炒）80g　远志（去心，甘草水泡炒）80g　白芍（酒炒）80g　山药（乳蒸）80g　茯苓（乳蒸）80g　枸杞子（酒蒸）200g　大熟地（九蒸晒）200g　河车（一具，甘草水洗）　鹿角800g（熬膏）　龟板400g（与鹿角同熬）

以龟鹿胶和药，加炼蜜为丸，每早温开水下四钱。阴虚内热者，加丹皮二两；阳虚内寒者，加肉桂五钱；欲开窍者，加麝香、石菖蒲少许。

方论：此方补五藏虚损，周全而滋腻，恐伤脾胃而滞气，可以配砂仁、陈皮、谷芽泡开水如茶饮之，只可缓图，坚持期效。

● **左归丸方**（见第 90 条）

● **洗心汤方**（《辨证录》）

人参 10g　茯神 30g　法半夏 15g　陈皮 15g　神曲 20g　甘草 5g　制附子（先煎）9g　石菖蒲 10g　生枣仁 20g

上方水煎温服，每日 3 次。

欲开窍醒神，可加麝香少许（0.3g），黄酒冲服。附子性热有毒，不可久用，易炮干姜温阳祛痰较好，配天麻、贝母、竹茹，可增祛风豁痰之效。

方论：方中人参、白术培补中焦脾土；石菖蒲开窍豁痰；法半夏、陈皮燥湿健脾化痰；附子温阳化湿，治痰之本；茯神、枣仁养心宁神，神曲和胃消食。全方共奏开心醒神，健脾化痰之功。

123. 卑惵之为病者，心血不足故也。其人胸中痞塞，不欲饮食，心中常有所恐惧，喜居暗室，见人则惊避，或无端心悸、怔忡，惊醒难眠，心烦多梦，脉多沉涩，苔白质淡。《医学入门》仁熟散主之，人参养荣汤、天王补心丹亦主之，或选用温胆汤、甘麦大枣汤、酸枣仁汤亦可。配以日光通心法、交友疗心法、讲个故事给人听、音乐疗心法、情趣休闲法。

惵者，恐惧不敢出声息也。临证以虚者为多，血不养心，心神不宁，表现为无故之恐惧、惊悸与怔忡。养心安神为其治则，治心为其大要。

● **仁熟散汤方**（见第 74 条）

● **人参养荣汤方**（《三因极一病证方论》）

黄芪 30g　当归 30g　桂心 30g　炙甘草 30g　橘皮 30g　白术 30g　人参

30g　白芍药 90g　熟地黄 22g　五味子 22g　茯苓 22g　远志（去心，炒）15g

上剉散。每服 12g，净水 300mL，加生姜 3 片，大枣 2 个，煎至 200mL，去滓，空腹温服。每日 2 次。

方论：本方与十全大补汤组成相似，但本方去川芎辛温行气动血，重用白芍阴柔养血，更增五味子、远志养心安神，是其点睛之处，宜于气血大虚而偏热者，以心神失宁、恐惧惊悸、失眠多梦尤宜。

虽气血两虚，但脾胃虚寒者不宜，或稍做加减，待腹胀、便溏等症状改善后，再进此剂。

124. 瘾之为病者，特指偏嗜某物，进而强烈索求，并有获取欣快的心境体验，或过度沉迷，产生一系列生理和心理异常依赖，导致认知、社会和行为损伤。常见有毒、酒、赌、烟瘾及某些食物、药物瘾等，此为物质成瘾。此外，还有电子游戏和网络成瘾等，此为精神成瘾，皆属心病范畴。防治瘾病，本书信仰疗心法、幸福疗心法、明德养心法等可供选用。

偏嗜，人皆有之，本不为病。但过度偏嗜，日久导致心神失灵。神明不能主司其形，达到不能自控的不良嗜好，以致为达到获取某种偏嗜而不择手段，危害社会和他人利益，甚至盗窃抢夺犯罪。

多数瘾病为慢性迁延，反复发作，可导致情志、神识、行为等异常，对个人健康和社会安全的危害极大，必须关注重视。采用舒肝、宁心、益肾、疏导及针灸、理疗等综合治疗，持之以恒，可望获得治愈。

究其瘾病之因，多为渴望、好奇，或被人诱迫，或精神空虚、懒惰好玩，嗜酒、嗜赌以消磨时光者，易于借毒品初尝，一旦上瘾，便渐至依赖，不可自拔。正如《抉瘾刍言》中描述："得烟数口，一吸而入于肾肝，一呼而出于心肺，再呼再吸，气机流转，脾以升，胃以降，顷刻精神焕发，一片氤氲之气，彻表彻里，瀹瀹然萃于面，盎于背，溢于四肢，达于毫毛，自顶至踵，其舒畅不可言语形容，不特诸病失，而且心旷神怡。"虽症状表现多而奇，不外心神失灵所至，其欣快之状，随毒性消失，瘾症复来，而很快陷于虚脱梦幻之境，以致倾家荡产、走险犯罪、杀人灭亲的地步。

前人在治瘾病、戒毒方面，做过大量探索，也记有一些方药，如《戒烟快乐奇书》《鸦片瘾戒除法》《戒烟调验及治法》《救迷良方》《戒烟断瘾前后两方总论》《救吞生烟良方》《抉瘾刍言》《戒烟指南》《万国药方》《万病自疗·医药顾问大全》（全第十一册戒烟科）《吞烟救急方》《商办戒烟会良方》《王氏医存》《戒烟必读》和《戒烟讲话录》等。

从目前的水平看，脱毒是治本之法，冥想、正念、劝导、断毒，以致强制戒毒、脱毒、绝毒，都不能根除患者的心神依赖后遗症，此乃心病使然。中医采用综合的治心之法，大有养心、开心、修心作用。

125. 毒瘾初犯者，涕流多嚏，干咳无痰，少寐多汗，惊悸不安，早泄，唇干咽燥，面白肤燥，或痰中有血，少气轻喘，目睛无神，舌苔少，或剥落，舌质红，脉细数或弦。宜百合固金汤加减，月华丸亦主之。辅以情趣休闲法、暗示疗心法治疗。

瘾病之初多以肺燥阴伤为主要病机。毒邪温燥，伤肺之阴液，肺气不宣，致多嚏流涕，咳嗽无痰，短气微喘；阴津不足，不能濡养肌肤，故唇干口咽燥、皮肤干燥瘙痒；毒邪扰神，故惊悸不安、失寐多梦、目光游离无神。

瘾病之治，脱毒是第一原则。当初犯毒邪未深，藏气尚未大伤时，应抓紧脱毒戒瘾。据古今之验，钩藤、白蒺藜、牛黄、黄连、葛根、透骨草、川芎、威灵仙、丹参等有不同程度的脱毒戒瘾疗效。百合固金汤、月华丸等方药乃治本之策，应在脱毒的前提下方才有效。

●**百合固金汤方（《慎斋遗书》）**

百合 15g　生地黄 15g　熟地黄 15g　当归 10g　白芍 10g　甘草 6g　贝母

6g　麦冬 15g　玄参 15g　桔梗 10g

水煎服。

脱毒戒瘾，当加钩藤、白蒺藜。白蒺藜，一名旱草，辛苦微温，入肝、脾二经，疏肝解郁，行气活血，苦泄温通，轻扬疏达，得火气而生，能通人身之真阳，解心经之火郁，对瘾病之初起者，尤当加用。

● **月华丸方（《医学心悟》）**

天门冬 30g　麦门冬 30g　生地黄 60g　熟地黄 60g　山药 60g　北沙参 60g　百部 60g　川贝母 20g　茯苓 60g　阿胶 45g　三七 15g　獭肝 30g

上药研细末，用冬桑叶煎浓汁，将阿胶化入，和药炼蜜为丸，如弹子大。每服一丸，早晚各一丸，腹胀腹泻者，加砂仁 10g，陈皮 10g。

126. 毒瘾日久，耗血扰神，见心悸怔忡，多梦健忘失眠，口舌干燥，大便干燥，烦躁易怒，性欲下降，坐卧不宁，目涩干痛，四肢麻木，手足颤抖，发甲不荣，舌质淡红，脉细数无力等。天王补心汤主之，辅以信仰疗心法、明德养心法治疗。

诸能令人成瘾之品，多芳香燥烈，发散走窜，如鸦片、海洛因、麻黄碱、烈酒、烟草等。毒邪内伤日久，最易耗伤肝肾之阴血，血不能养心，心神被扰，则心神不宁，故心悸怔忡、多梦健忘或失眠；阴伤则舌干口燥，大便干结不解；肝血不足则眼干易怒，四肢麻木；肝风内动则颤抖。

● **天王补心汤方（《校注妇人良方》）**

人参 10g　茯苓 10g　玄参 10g　丹参 10g　桔梗 10g　制远志 10g　当归 20g　五味子 20g　麦门冬 20g　天门冬 20g　柏子仁 20g　酸枣仁 20g　生地黄 60g

上为细末，炼蜜为丸，每服 6 ～ 9g，临卧，竹叶煎汤送服。亦可酌减剂量，改为汤剂。

顽固失眠，大便干燥不解者，加生铁落、熟大黄，以大便略稀为度；四肢麻木、颤抖，加天麻、龟板胶、羚羊角粉，以养肝息风。

方论：本方为心经阴血不足，虚热内扰，心神失养而设，但必先有肝郁火蕴，肾水不足为先导。方中以大剂量生地黄，滋养阴血清热为主药。天冬、麦冬、玄参皆甘寒多液之品，助主药养阴清热，其中《日华子本草》载玄参治"心惊烦躁"；《日华子本草》载天冬："镇心"。麦冬入心经，长于养心阴，清心热。当归和血补血；丹参养神定志，补新生血，安神宁心；人参补五脏，安心神；茯苓益脾宁心；酸枣仁、远志、柏子仁养心安神；五味子酸温，以敛心气之耗散；桔梗载药上行，以达元神之府。全方诸药合用，是一首专治心阴血虚少、热扰心神、惊悸不眠的良方。临床常用，非癫病之专方也。

本方药味多偏寒凉滋腻，凡脾胃虚寒，纳差、腹胀、大便稀溏者，宜减量服用。原方做丸，用朱砂为衣，不可久服，孕妇及哺乳期忌用。

127. 毒癫病之中期，患者肢体酸重而痛，哈欠频发，疲乏嗜卧，阳痿早泄；喉中痰鸣，口角流涎；或腹胀脘闷，不饥不食，头晕如裹，目光晦暗，神呆少言，大便稀溏，小便清长，舌苔厚腻，舌质淡胖多津，脉弦滑。此毒邪损伤脾土，或嗜酒内生湿浊，痰湿内阻，清阳不升所致，宜加减葛花解醒汤。辅以信仰疗心法、穴位养心、明德养心法治疗。

毒癫、酒癫，邪之所侵，未有不伤脾土者。脾为后天之本，必然会导致机体诸藏不宁，此"一气周流，土枢四象"者也。解毒、健脾、升清阳都很重要。

● **加减葛花解醒汤方**

葛花 15g　葛根 20g　木香 10g　砂仁（后下）10g　人参 10g　陈皮 10g　法半夏 15g　猪苓 15g　茯苓 15g　泽泻 15g　炒白术 15g　制远志 6g　乌梅 8g

水煎服。

伴大便干燥，胸热烦躁，癫生渴求者，加生大黄、山栀子、白蒺藜泻火平肝除烦；肢体颤动者，加钩藤、天麻、僵蚕平息肝风；头晕头痛者，加羚羊角粉、延胡索。

方论：本方为毒瘾侵犯心脾，痰湿内生，清阳不升而设；亦可治酒瘾之中焦湿阻者。方中葛花醒脾化湿，升清阳，解酒毒为主药。配以砂仁、陈皮、法半夏，辛温燥湿化湿以和中；猪苓、泽泻、炒白术健脾利湿；人参补气健脾；葛根通痹，亦能解毒解酒；木香理气；制远志宁神解郁。

128. 瘾病久羁，毒邪内蕴，藏腑受损，阴阳两虚者。症见面色萎黄，腹胀冷痛，少气懒言，食少消瘦，畏寒肢冷，口涎增多，肢体乏力，腰膝酸软，头晕耳鸣，阳痿，发脱齿摇，小便不畅；女子则月经量少，经色淡紫，或闭经，舌质淡胖嫩，舌苔白滑，脉象沉微细无力。全真一气汤主之，薯蓣丸亦主之。

成瘾日久，屡戒屡犯，毒瘾深重，藏腑躯体均损，尤以心病为甚。心神失灵，诸藏无主，气机不通，元神动摇，心身皆乱。

心为五脏之大主，生命之本，神之处。瘾毒燥烈，先耗阴液，后损元阳，阴虚日久，阴损及阳，以致阴阳两虚，气血欲脱。

● **全真一气汤方**（见第83条）

● **薯蓣丸方（《金匮要略》）**

山药30g　甘草28g　当归10g　桂枝10g　神曲10g　干地黄10g　大豆黄卷10g　人参7g　川芎6g　白芍6g　白术6g　麦门冬6g　杏仁6g　北柴胡5g　桔梗5g　茯苓5g　阿胶7g　干姜3g　白蔹2g　防风6g　大枣（为膏）100枚

炼蜜为丸，每丸含生药9g，空腹黄酒送服，早晚各1次，50天为一疗程。

方论：本方原书谓治"虚劳诸不足，风气百疾"。方中重用山药（即薯蓣），《本经》载"补中益气力，长肌肉"，补脾胃后天之本，资气血生化之源，配伍四物汤、四君子汤，再加大枣、阿胶、桂枝，扶正之中兼以祛风。药味虽多，而配伍精当，为补益不助邪、祛邪不伤正的经典之方。临床稍事加减，可用于各种虚损百疾。50 天一疗程，王道无近功，缓图勿急也。

129. 游戏成瘾者，对网络、电子游戏的行为不能自控，以致出现负面后果，干扰睡眠节律，损害行为举止、家庭关系、社交能力、学习成绩和工作效率，影响情绪与健康等。此等心神之病，戒迷汤方主之，并辅以穴位养心、音乐悦心、阅读疗心、明德养心等超药物疗心法。

世界卫生组织于 2018 年首次将游戏成瘾作为精神疾病列入新版《国际疾病分类》。游戏成瘾属于中医学的心病范畴，是因网络与电脑、手机游戏，有特殊的趣味，能给人带来快乐，异常地吸引操作者，影响心之神识，使处物与任物之力减弱，沉溺游戏的程序而无法自控，以致出现多种负面后果。中医学通过药物与超药物疗法，如音乐、阅读和情趣养心，可以让患者感受到非游戏之快乐，能达到宁神益志、移情畅怀的目的。

● 戒迷汤方

萱草花 10g　人参 10g　松针 10g　茯神 20g　石菖蒲 8g　川桂枝 5g　糯小米 15g

水煎服，每日三次温服，或水泛为丸，每次 10g，每日两次，温开水送服。

方论：方中人参益气养心，茯神宁心安神，糯小米为秫米，养营补阴，萱草花解忧除烦，川桂枝温通心神之使道，石菖蒲开窍益智，松针养阴活络，共奏养心宁神、通畅使道之功。

130. 失寐日久，甚者彻夜不眠，心悸怔忡，下肢不温，涌泉发凉。此心肾不交，水不济火者，交泰丸主之，穴位养心法、静心观息法、学点佛学疗心法亦主之。

据《辨证录》有云："人有昼夜不能寐，心甚躁烦，心肾不交也。盖日不能寐者，乃肾不交于心；夜不能寐者，乃心不交于肾也。今日夜俱不寐，乃心肾两不相交耳。夫心肾之所以不交者，心过于热，而肾过于寒。心原属火，过于热则火炎于上，而不能下交于肾；肾原属水，过于寒则水沉于下，而不能上交于心矣。"实为阴阳失调者也。

● **交泰丸方（《韩氏医通》）**

川黄连 15g   肉桂 1.5g

上为末，炼蜜为丸，空心淡盐汤送下。

失寐严重者，加用磁石、龙齿、酸枣仁、小米。

方论： 本方黄连、肉桂寒热并用，交通心神，少量肉桂引火归源，火不扰心，则可安然入眠。君药黄连入心泻火，使心火得降，肾阴得复，心肾相交，水火相济，失寐、怔忡得安。

131. 失寐频发，入睡困难，多梦惊醒，或急躁易怒，口苦口干，或大便干燥，头晕头胀，脉弦数，舌苔黄。此火热扰心，朱砂安神汤（丸）主之，静心观息法亦主之。

本证多见于劳心太过；或娱乐过逸，夜不按时就寝；或误服温补之剂，灼伤阴血，血不养心，心火上炎，心神烦乱则失寐惊梦。如肝气郁结，日久生热，故伴急躁易怒，口苦口干，加用龙胆草、钩藤、山栀子；大便干燥，加玄参、瓜蒌仁；头晕头胀，加石决明、白蒺藜；失寐顽固，加磁石、酸枣仁；胸肋胀满，加香附、佛手、绿萼梅。

●**朱砂安神丸汤方**（《内外伤辨惑论》）

朱砂 1g　甘草 10g　黄连 5g　当归 10g　生地 20g

原书为丸剂，今改为汤剂，水煎服，一日三次，朱砂水飞，药汤送服。近年来考虑朱砂含有硫化汞，恐中毒，多改为琥珀末 5g 冲服。

方论：方中朱砂镇心安神清心火；黄连清心除烦；生地清热泻火，滋阴养血；当归补血活血；甘草调和诸药，制黄连之苦，共奏心神安宁之效。

如夹痰热加瓜蒌、竹茹；惊悸加龙骨、牡蛎、磁石；心中烦热加栀子和酸枣仁。

132. 失寐时作，恶梦易醒，头目昏重，口苦心烦，痰多口黏，舌苔黄腻，脉滑数。此痰热扰心，黄连温胆汤主之。伴胃腹胀满，不思饮食者，损谷则愈，宜保和丸方。

经云："胃不和则卧不安。"凡湿痰蕴结胃腹之中，致蕴热扰神，失寐梦多者，化食消痰即可安睡。

●**黄连温胆汤方**（见第 82 条）

●**保和丸方**（成药）

133. 顽固失寐，躁扰不宁，胸痛头痛，痛如针刺，心悸烦躁；或呃逆不愈，入暮潮热；或两目口唇黯黑，舌质黯红、瘀斑，脉涩或弦紧。此瘀阻郁滞，心神不宁，血府逐瘀汤主之。

心主血脉，血之瘀滞，脉之不通，必然会对心神之主司有所扰乱，活血化瘀之品、行气解郁之药，均能促进"使道"通达，心之政令无阻，即可使君令通，大主行，而诸藏府协调，生命得安。

●**血府逐瘀汤方**（见第 78 条）

134. 癫病者，诚乃心病也，常头晕而不清，多倦而静；表情淡漠，心神抑郁，沉默如痴，语言无序；或喃喃自语，举止失态，秽洁不分，幻视幻听，不思饮食，舌质淡，苔白腻，脉多弦滑。此痰气郁结，阳气不伸。顺气导痰汤主之，宜加石菖蒲、远志、干姜。

清代叶桂《叶选医衡》云："癫狂之证，皆名失心，心主不明，则十二官危，故视听言动，皆失其职也。"《难经·二十难》记载："重阳者狂，重阴者癫。"《证治汇补·卷五》云："（狂癫）虽有轻重之分，然皆心神耗散，不能制其痰火而然也。二症之因，或大怒而动肝火，或大惊而动心火，或痰为火升，升而不降，壅塞心窍，神明不得出入，主宰失其号令，心反为痰火所役。"终归于心病者也。

● **顺气导痰汤方（《李氏医鉴》）**

橘红 12g　茯苓 12g　姜制半夏 12g　炙甘草 6g　胆南星 6g　木香 6g　香附 12g　枳实 12g

水煎温服。若烦躁不寐者，加黄连、竹茹、瓜蒌。

方论： 此方为二陈汤加味，二陈者治痰之专方。胆南星导痰祛痰要药，配香附、木香、枳实，一派行、理、破气者，使之必顺。加干姜温中焦之阳，石菖蒲、远志祛痰开窍宁神。标本兼治，共奏顺气通郁、化痰醒神之功。

癫病重者加用苏合香丸（《太平惠民和剂局方》），有成药。

癫病日久，心脾两虚者，脉沉细无力，舌质淡，舌苔薄白，宜健脾养心、益气安神，宜养心汤。（《证治准绳》）

● **养心汤方（《证治准绳》）**

黄芪 20g　白茯苓 15g　茯神 15g　半夏曲 10g　当归 10g　川芎 5g　制远志 5g　酸枣仁 15g　肉桂 3g　柏子仁 10g　五味子 5g　人参 10g　炙甘草 5g　大枣 10g　生姜 3 片

水煎温服。

135.癫病日久，心阴不足，夜寐不安，惊悸多梦，心烦易怒，内热扰神者，舌红苔少，宜天王补心丹。

● **天王补心丹**（成药）

癫病传统以阴证为多，但日久不愈，气阴耗伤，病机转为阴伤虚火者亦常见。

136.癫病日久，或有脑外伤史，喜静少动，表情呆滞，精神抑郁，哭笑无常，言语无序，妄闻妄见，胸闷叹息，面色晦滞，或头痛不寐，舌质紫黯，舌下脉络瘀阻，脉弦细或沉涩。此气滞血瘀所致，癫狂梦醒汤主之。辅以穴位养心、从欲顺志法、祝说疗心法治疗。

气滞血瘀致元神不宁。

● **癫狂梦醒汤方**（《医林改错》）

桃仁25g　北柴胡10g　香附10g　川木通9g　赤芍10g　法半夏6g　大腹皮9g　青皮6g　陈皮9g　桑白皮9g　苏子12g　甘草15g

水煎温服。

方论：原方重用桃仁活血化瘀。瘀血阻滞重者，还可加用红花、当归、川芎，配用少量麝香通窍，可以提高疗效。

137. 狂之为病在心神，痰火实盛为其因。见兴奋多言，心烦不眠，怔忡心悸，面目红赤，不避亲疏，甚至伤人毁物，哭笑无常；或伴口渴，便结，尿黄，舌红苔黄，脉弦滑数有力。滚痰丸主之，辅以穴位养心、从欲顺志法、祝说疗心法治疗。

狂，狾犬也。古字从心作忹，后引申为狂妄。《景岳全书》云："凡狂病多因于火。"《素问·至真要大论》有云："诸躁狂越，皆属于火。"火邪乘心，则神魂失守，故狂也。

● **滚痰丸方（《丹溪心法》）**

大黄（酒蒸）240g　黄芩（酒洗净）240g　沉香15g　礞石（捶碎，用焰硝30g，放入小砂罐内，盖之，铁线缚定，盐泥固脐，晒干，火煅，候冷取出）30g

水泛小丸，每次6～9g，每日2次，温开水送下。现有成药供用。

可加生铁落、麦冬、天冬、远志、石菖蒲，重镇降逆，清心化痰，以提高疗效。

方论： 本方重用大黄、黄芩，以清热降火治其本，釜底抽薪也。体虚及孕妇忌用，中病即止，不宜久服。对于久病体虚又兼热实之狂者，选《摄生众妙方》竹沥达痰丸较为稳妥。该方用半夏60g，人参30g，白茯苓60g，甘草30g，炒白术90g，大黄90g，黄芩90g，沉香15g，礞石（火煅）30g，共碾细末。竹沥一大碗半，生姜自然汁二盅和匀，入锅内火熬一刻许令热，即将前药末和捣如稀酱，以瓷器盛之，晒之，晒干。仍以竹沥、姜汁如前法捣匀，再晒干，如此3次，仍将竹沥为丸，如小豆大。每服百丸，食远白米汤送下。攻补兼施，配伍精当，临证堪用。

138. 热入血室之狂躁，亦属外邪扰神之心病。多因妇女行经前后或经期感受外邪，邪热乘虚侵犯血室，甚至上扰心神所致。证见恶寒发热，胸胁少腹满痛，烦躁不安，郁闷不快，甚则神昏谵语，狂躁，舌质红，脉弦滑数。宜小柴胡汤加味，重者宜用桃核承气汤加减。

热入血室有轻重之别，轻者可自愈，重者预后不佳。临证当需提高警惕，注意鉴别。

●**小柴胡汤方**（见第 47 条）

●**桃核承气汤方**（见第 139 条）

139. 蓄血发狂，虽由外邪所致，仍属心病之一。盖外邪入里化热，循经入于下焦，与血互结成瘀热，脉络受阻，心神被扰所致。证见如狂发狂；或见情绪不宁，时发狂躁，谵语；或少腹急结硬满，可见下部出血，如尿血、便血、月经过多等。轻则恶寒发热，严重者则发热、身黄，甚至全身瘀斑，舌质红，脉滑数。宜桃核承气汤加味。

蓄血发狂，病情较重，预后难料，故必须争取早预防早治疗，以免发生意外。

●**桃核承气汤方**（《伤寒论》）

桃仁 15g 大黄 12g 桂枝 6g 炙甘草 6g 芒硝 6g

表邪未解者，可先用桂枝汤解表。

瘀血明显者，加丹皮、红花、丹参；里实热盛者，加栀子；便秘腹胀，加枳实、厚朴；腹痛明显，加白芍；口渴、舌苔少津液者，加生地。

140. 阳明发狂，病位在心。证见烦躁不寐，循衣摸床，神昏谵语，两目直视，或潮热多汗，腹胀，大便秘结，舌苔多黄厚干燥，脉沉迟。此热扰心神，大承气汤主之，病情稍缓，宜小承气汤。

阳明发狂，病情危急，应予积极中西医结合的抢救治疗。

● **大承气汤方（《伤寒论》）**（见第 54 条）

● **小承气汤方（《伤寒论》）**（见第 54 条）

中成药：安宫牛黄丸、清开灵注射液、醒脑静注射液可随证选用。

141. 凡缺乏工作与学习，游手好闲，无所事事者；或非老年的养尊处优者，或全职太太、衣食过丰者，多作息紊乱、信心缺失者；或收入不定，生活窘迫，遭人奚落，神无所托者。长此以往，易患心病，宜参加力所能及的工作或公益活动，以奉献社会，实现自我，体验价值，良有益也。采用助人乐己法有显效。

人生在世，不怕忙碌，最怕无聊。忙，可以忙里偷闲；无聊者却无休停之时，令人不知所措，坐立不安，长时间如此，容易生心神之病。临床表现：反正不上班，时间多的是，晚上看电视、玩游戏、打牌、娱乐，熬夜没关系，白天可以补睡，久而久之，扰乱了生物钟，早餐不吃，晚上多餐，早期可能入睡困难，惊醒恶梦，头晕脑胀，胃痛泛酸；中期则心烦易怒，心悸厌食，消瘦乏力，情绪低落，默默不语；严重时，恍惚健忘，神志错乱，甚至狂躁不眠，不识亲疏，对活下去都失去信心……这是一种重大疾病，患者痛苦不堪，生不如死，应引起高度重视。

142. 心命一元。生老病死乃生命之过程，痛痒疮疾为生命之现象，皆自然之道，只能顺应，早期防治，不宜违抗。

"人之初，性本善。"（《三字经》）性字，从心从生，人刚出生那一瞬间，心，必然是善良的，这称"赤子之心"，显示一切生命过程的动力来自于心。罗建平教授说："生命之命，是属于心的存在。这不是一般的心，而是'心神'。"（《太易心神学·序》）生命乃一种至今还神秘的过程。孔子说过："不知生，焉知死。"多少年来，哲学、医学、宗教从来没有停止过对生命的探索。《道德经》："人法地，地法天，天法道，道法自然。"追探到底，何为生命？生命就是一个自然过程，一切生命现象都是自然而然的。自然本身，就是一个天神。道家之"无为"是告诉你，对生命尽量不要去乱作为、多作为，不要去干扰其自然过程，顺应则可万事大吉。医者不过护航生命过程中某一阶段，使之走得好一点而已！

诗云：我虽不通医，知医莫如我；生命本自然，何劳方药多？

文论篇

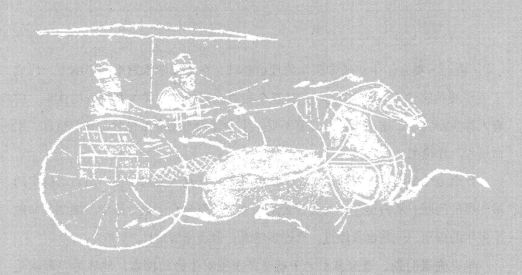

对心病所涉学术问题，本篇采用专题文论形式，一题一议，独立成文，皆为临证与读书过程中的所见、所思和感悟，其中多为假说、偏见，甚至是胡说、谬见，诚请不吝批判！

一、中华岐黄医学之生命观

《内经》奠定了中华岐黄医学的理论基础，在道家学术思想的影响下，形成了中华岐黄医学（简称中医学），是至今相对完整的对人类生命过程的认识。曾有人称生命科学，这"科学"二字不妥，生命过程不完全是科学，我们暂以"生命过程"作论吧。

什么是生命？生命从何而来？又向何处去？这是人类对宇宙、对自己提出的最深奥的问题。从古至今，人类苦苦地探索着，哲学、宗教、医学，围绕生命做了多年的探索，一刻也没停过，有许多学说，但还未清楚！

早在先秦时期，道家鼻祖老子就非常重视对生命的探索，他认为生命就是一自然过程，主张顺其自然，即对生命的"无为而无不为"，不可过度关注生与死！庄子也主张"不知说生，不知恶死"。孔子与老子同时代，对于生命的讨论孔子向不重视，曰："不知生，焉知死。"而道家则相对重视生命的探讨，由此《内经》受道家影响最大，逐步形成了以《黄帝内经》为基础的中华岐黄医学生命观。

《内经》在当时的气一元论、阴阳学说、天人合一等哲学思想指导下，对自然界的生物和人体自身的生命过程的长期观察和总结中，逐步形成了对生物体的基本理性认识。认为，人是最高等的生物，既具有一般生物生命过程的共同规律，即生长壮老已，同时又表现出比一般生物更为复杂丰富，也更具主动性、目的性和创造性的生命过程特点。

当今，人类在理论上对生命过程的解读，在实践上对疾病的防治都遇到了困难，欲突破这一瓶颈，中医学的理念与现代医学的技术汇合，创造新的医学体系，是应对全球健康挑战的必然发展趋势，中医学的"天人相应""心为之主"应该成为探索过程中的理论基础。

正是：

诗言心声，山川寄语表情意；

医乃仁术，生命过程顺自然。

二、心神使道论

中医学以生命过程的整体观念著称，认为心为人体之主宰。《中医学基础》只强调心主神明，主不明则十二官危。似乎只要心神正常则康健无恙。其实，按《黄帝内经》的本意，人体要维持正常的生命过程，除了心神明而不晦外，还必须有使道畅通的基本条件，否则也很难保证四肢百骸、九窍情志的正常发挥。如《素问·灵兰秘典论》云："使道闭塞而不通，形乃大伤，以此养生则殃。"这是中医学原创的"使道"概念。

"使道"，顾名思义，使者，伶也，弄也（《说文》）；道者，所行道也。王冰注为："谓神气行使之道也。"也有心神驱使之道之说。这道，应是形而上之道，形而下的血管、神经等有形之物都不能说是"使道"，即是今天还看不见、摸不着的道，但又确实存在的真实之道。我等暂置不论，留待后人去发现吧！

按《内经》此说旨意，人体生命过程的正常进行须有两方面的基本条件，第一是主明，第二是使道畅通。使道是用来传达心主明旨的，仅有主明还不够，心之旨意应该原本不走样、畅通无阻地传达至全身每一角落，才能保证生命过程的正常维持。

心为人体之大主，五脏六腑、经络气血津液，如因使道构建不善，或因后天训练不够，以及各种邪气所滞，导致使道阻塞不通而发生的众多疾病与证候，都应归属"心病"范畴，通畅"使道"是中医治疗"心病"的重要方法。

心神使道的构建是与生命过程形神发育同步进行的，即"两精相搏"时就开始了，良好的胎教对使道的构建有一定益处。

胎儿出生后，心神使道的功能需要训练才能完善。而对陌生的大千世界，五官九窍受到各种刺激，如声音对耳窍、光色对眼睛及亲吻抚摸对腠理毛窍的知觉、触觉等，都是使道完善不可缺少的训练。

使道的构建与完善的过程，促使内舍于五脏的神、魂、魄、意、志五藏神，外达于相应所配属的眼、耳、鼻、舌、口及皮肤、毛窍等外部"知类"官窍，进而建立往来通道，并使之畅通无阻，使新生命的感知觉、感触觉反应灵敏而正常，为以后心神"任物"的认知发展奠定基础。

婴幼儿的"使道"训练是渐进的，需要较长的时间，必须有耐心培育。小儿3月龄前，是"使道"构建完善与通畅训练的关键时期，切勿轻视。父母应有意识地重视在声、色、光、语言、抚触、眼神、移动景物等多方面对婴幼儿的各种感官进行良性刺激，让内藏于五脏的神、魂、魄、意、志五藏神，能逐步外寓于眼、耳、鼻、舌、口等感官，让体表的五官神窍与内在的五藏神之间建立有效之沟通。

众所周知，婴幼儿不会分辨五味，1岁以前没有盐的食物都爱吃，经过父母的引导与尝试，才萌生对美味的欲望，这个过程即是"所以任物者谓之心，心有所忆谓之意，意之所存谓之志"的认知发展过程，待"任物"丰富多样，经验教训积累到一定程度后，才会有"因志而存变谓之思，因思而远慕谓之虑，因虑而处物谓之智"的高级认知发展过程。所以，"使道"的构建、训练与畅通是心神"任物"与"处物"的前提和保证，也是心病辨识与治疗的重要依据。

后天导致使道不通或闭塞的因素是多方面的。如婴幼儿时期缺乏亲情的沟通、交流与关爱，而出现感知、认知功能零散，使"任物"过程不能完成，"处物"能力无法获得，内外世界无法沟通，只能生活在孤独的自我中，这是"使道闭塞不通"之严重心病，如现代医学所称的小儿自闭症等。

成人时期，可因邪气之阻塞，如饮、湿、痰、瘀、食之阻滞；也可因过度之欲望，如情、色、权、钱；以及犯错、犯法、患病之压力闷情，导致不同程度的"使道不通"而罹患心病，出现对日常的美食、美景、美言、美色、美物等不感兴趣，甚至对自己的生命都觉得无意义，那就很危险了。

"通使道"在心病的防与治中非常重要。中华岐黄医学有着独特的方法，如辛散之通、祛邪之通、攻逐之通、理气之通、和解之通、温阳之通、消导之通、补益之通，以及超药物的使通之法，如祝由、导引、太极拳、针灸、推拿等。

什么药能通心神之使道？什么药外之法能协助通畅使道呢？这是我辈应该考虑的问题。其实能通使道的药很多，在中医辨证的前提下，八法皆可以通使道。据笔者多年的临床实践与思考，发现桂枝、大黄、麻黄和黄连等具有通行使道之功。认为"三黄一桂，通心之最"。桂枝通心阳、黄连清心热，麻黄宣心气，这是大家所熟知的，而对大黄通心神使道的功效，医者并不重视。20世纪80年代，笔者在编写《中医百家药论荟萃》过程中，发现大黄用途极广，研究其功效有一种十分紧迫的感觉。大黄并非一般中药，它的功效很多，用之得当，确能治大病、奇病，用来治心神之病，是通使道第一药也，如阳明病、热入血室、柴胡加龙牡汤证、泻心汤证等。我们目前还未想到用大黄治心病，真可惜也！

本书介绍系列超药物疗心法，具有一定通使道作用，可供选用。

三、中医在心病的防治中极具优势

中医学是在古朴的唯物论和辨证法指导下，通过人们长期与疾病作斗争的医疗实践，不断总结经验和创新理论，逐渐发展起来的探索生命过程与现象的学科。

中医学之心病属慢性非传染性疾病，是超越了一个部位、一个器官和一个系统的复杂疾病，是当今的一类重大疾病，危害极大。如仍旧采用从器官到细胞到基因的还原分析方法，寻求特征基因与靶向药物的研究，临床所见收效甚微，且副反应明显，我们不得不考虑选用中医疗法。

中医学非常重视以整体的、开放的观念看待疾病的发生、发展，认为不仅人体是一个有机整体，而且人与社会环境、自然环境、人与人之间的环境也是一个整体。本书所论"心病"之所以呈现越来越高的发病率，是因为很多人不适应当今的各种环境所致，我们可以将中医的整体观、天人相应的思想与智慧，用到心病的辨识与治疗过程中，以中医特有的观念看待疾病的发生发展，以超药物疗法和遣药组方的原则，在治疗前善于"未病先防"，在疾病中长于"既病防变"，以中药复方和综合方法多靶点调节优势，针对心病的不同阶段分别进行干预与治疗。我们有充分的理由相信中医学将为心病的康复带来新的曙光。

举例说，中医学的郁病。我们认为郁病归根都是心病，与西医所谓抑郁症有一点点相关。在《内经》有五郁，朱丹溪有六郁之说。从病因来说，气、血、痰、湿、瘀、五藏六腑的功能失调都可致郁病；从治法来说，前人有达之、发之、夺之、泄之、折之、养气、实土、壮火、自强、分利等治郁之法，汗、吐、下、和、温、清、消、补都可治郁病；从方剂来说，逍遥散、越鞠丸这些复方都是治疗郁病的经典之方，连小柴胡汤、大承气汤、栀子豉汤都可以用来治郁病，比西医之认识与治疗不知要高出多少倍。所以，我们认为中医在心病的预防和治疗中极具优势！应该重视继承和发展！当然，现代医学对心病的基础研究和医药工业的发展所提供的知识与技术也应学习与借鉴。相信东西方医学的交流，进而汇通融合，必然会建立新的医学体系，为人类心病的防治做出贡献。

四、鬱（郁）乃心病

　　"郁"是"鬱"的简化字，严格说来，这个字不该简化，繁体字才能体现中医鬱病之义。鬱从造字意义上说，有塞、闷、压抑、紧密、不通的意蕴。

　　"鬱病"比西医所谓"抑郁症"，其意蕴广得多。单就《素问·六元正纪大论》而言，就完全可以证明中医治鬱，远远优于现代医学。"鬱之甚者，治之奈何？岐伯曰：木鬱达之，火鬱发之，土鬱夺之，金鬱泄之，水鬱折之……"这里的达之，是疏泄畅达，使气得通；发之，是发散；夺之，指吐下攻夺使通；泄之，即宣泄降逆；折之，是驱邪利水。其治法之多样，有临床供选择的余地，是保证疗效之关键。

　　后世金元医家朱丹溪首创六鬱之说，即气、湿、热、痰、血、食之六鬱病证。他在《丹溪心法》中说："鬱者，结聚而不得发越也。当升者不得升，当降而不得降，当变化而不得变化也。此为传化失常，六鬱之病见矣。"同时又说："气血冲和，万病不生，一有怫鬱，诸病生焉。故人身诸病，多生于鬱。"王履《医经溯洄集·五郁论》指出："凡病之起而多由乎鬱，鬱者滞而不通之义。"不通致鬱，一语道破鬱病之总病机。看看"鬱"这个字的造字，其壅塞不通之状可谓形象之至也。什么不通呢？传统各家都认为鬱乃肝气之不通，经过我等在长期的临床观察中发现，鬱并非肝气，归根结底是心病。中医所言之鬱病，或多或少都与心神不畅，使道不通相关。无独有偶，明代张介宾也持这个观点，他在《景岳全书·杂症谟·鬱证》中，一针见血地说："情志之鬱，则总由乎心。"可谓古今所见略同也。

　　再看鬱病所出现的临床表现，据《中医内科学》所列，计有精神不快、胸胁不舒、善叹息，忧愁思虑，饮食乏味，神疲乏力，心悸胆怯，坐立不安，烦闷难眠，烦躁易怒，身重懒言，胸闷痞塞，筋惕肉瞤，头晕思睡，健忘恍惚，咽中不适如有物梗塞，身体局部阵发冷与热感，悲伤喜哭，喜怒无常，骂詈号叫，不避亲疏，谵语狂躁，郑声摸床等。

　　上述这些症状表现，多无形质可见、可触、可查，但的确又是困扰人们的病，非常痛苦的病，此形而上者，是心之神识出了问题。此种病，必须治心，否则乏效。想一想，我们平时用逍遥散时，如加上通心之法，药物结合超药物疗法，疗效必然提高，通畅心神之使道，即使我们过去所用舒肝解鬱，其实质也在治心，而并非一味治肝，因为鬱乃心病。

五、苦难源于纠结论

　　中国著名的启蒙读物《三字经》说："人之初，性本善。"所谓人之初，即婴儿刚生下的瞬间，此时人心是最纯洁无邪的，后称"赤子之心"。性善者，性是人的根本，人心天生是和善的，因为没有任何欲望与纠结，也必然没苦难与烦恼。但是好景不长，一会儿肚子饿了，想吃奶，这就出现了食欲之本能，从此他就会出现各种各样的思想、痛苦与灾难。自我纠结，铸成诸苦，故佛说人生多苦难。一切苦难都因于凡人的纠结而造成，如果少些纠结，必然相对多一些愉快！每个人一辈子必然会遇到多种痛苦与磨难，区别就是苦难的多与少的问题。

　　纠结，是一种轻重不一的心病。君不见，纠与结字，都有一个"丝"旁，《说文解字》载："纠，绳三合也；结，缔也，缔者结不解也。"即有三股绳索绞在一起，难解也。在农村，制绳必用三股，才能结实力强。引申为心神之紧束，纠缠难解。古有："纠思心以为纕兮，编愁苦以为膺。"（《楚辞·九章·九回风》）古汉语对纠结一词是以"纠"字为中心的，"结"是对"纠"的说明与补充。

人们为啥会纠结呢？那是"心思"过度在作怪。人心病了，故而造成愁苦而胸肋胀、闷和疼痛。心之所以生病，其关键在于自己处事纠结，优柔寡断，追忆过去的事耿耿于怀，遥想将来的事不停算计。佛说放下吧，但总是放不下呀！怎么能解脱诸多世间痛苦呢？

举一个很常见的生活惯例，我们都试一试吧！在操场上画一条半米宽、一百米长的跑道，让你快步走过去，不许踩线，你一定会说，这容易，只要腿脚健康者都没问题。但是，当这条跑道下面是一条湍急的河流，或是百丈深渊，试想，有多少人敢走，你能成功地走过去吗？！

跑道一样宽与长，为啥后者就那么难呢？有些人不敢走！还没上道就退回去了，稍胆大的上了道，但不敢直立，蹲下，或爬在道上了！这是什么原因呢？！

原因就来自人心之纠结，纠结于掉下去的悲惨结果，纠结于自己的平衡失调；走钢丝的表演者为啥能成功？除了他的前庭功能良好之外，有他的心神自信，不纠结掉下去的后果，而关注当下每一步稳固就行了。

我们再看看，大千世界，芸芸众生，有吃有穿，身体健全，为什么还有那么多人感到痛苦呢？甚至有人选择自绝其命呢？！

人类社会闹闹哄哄，乱七八糟，灯红酒绿，声色犬马，看上去无比的复杂。但认真一想，也不过是贫困者追求富贵，富贵者追求享乐和名利，如蚊嗜血，如蝇喜臭，从古到今，酿成无数悲剧，当然也上演了许多捧腹之喜剧，这是人性纠结所致。多少年前，曾有一位作家到西北荒漠深处去采访，当地缺水无电，贫瘠穷困。他问一位放羊的农民，"你们这里有人自杀吗？"回答说："我们每天都忙着挣扎活下去，哪有时间去想死呢？"多么朴素的语言，道出了人生的真谛！香港明星张国荣以自杀终结，不就是对生活的纠结吗？

纠结来自于心神，心绪复杂了，总会殚精竭虑地思前想后，平衡得失；老是猜疑着，算计着，一刻也不能空闲，不可静宁，实在太累了，睡不着，吃不下，头晕脑胀，烦躁易怒，甚至妻离子散，众叛亲离，怎能不痛苦呢！

其实，对人对事，切忌纠结不放，心里不要想得过于复杂，诸事一切放一阵子，随着时间推移都会自然平息的，心绪越简单，必然活得豁达、轻松、舒心，何来痛苦呢？！

六、富贵生闷论

对此文之题，先作解释：富，即有钱富裕之人；贵，即有权有势的官宦之家。社会上有这种地位的人容易出现神志上的特殊疾病，这就是"闷"。笔者把"闷"加在传统的"七情"之中，称为八情之一，属现代的"压力"太过的心神状态。从造字意义上说，心被关在门内，不许外出，多么压抑！

富贵之人较之常人，易出现闷的异常神志。如果不相信，请先来看看《黄帝内经》中的一段美文。

在《素问·疏五过论》记载："帝曰：凡未诊病者，必问尝贵后贱，虽不中邪，病从内生，名曰脱营。尝富后贫，名曰失精……凡欲诊病者，必问饮食居处，暴乐暴苦，始乐后苦，皆伤精气，精气竭绝，形体毁沮……诊有三常，必问贵贱，封君败伤，及欲侯王。故贵脱势，虽不中邪，精神内伤，身必败亡；始富后贫，虽不伤邪，皮焦筋屈，痿躄为挛。"

这一段文字的语译是：黄帝说：凡在没有给患者确定诊断以前，必先问清患者地位高低等经历。如果是先贵（多权势）后贱（少权势）的人，虽未受外邪侵袭，但疾病每多从内伤产生，这种病叫"脱营"（情志郁闷，损伤营气）。假如是先富后贫的人，发病称为"失精"（忧煎失落，奉养不济，败其五脏之精）……凡在诊病之前，必先问明患者的饮食起居，精神上是否有突然而来的痛苦或欢乐，或先乐后苦等情况，这些都可损伤精气，使之逐渐衰竭，形体败坏……诊病时有三种情况必须问清楚：患者地位高低、宦途失意所受的挫折，以及妄想升官晋爵的欲望。原来身为权贵之人，一旦失势，虽无外邪入侵，但由于心神上的创伤，内伤正气，身体将逐渐衰败，甚至死亡。先富后贫的人，虽无外邪所伤，也会心神焦虑，阴精暗耗，以致皮肉憔悴，筋脉屈伸不利，发为痿躄，出现挛拘不能行走。

上文读后，至少有三点启迪。首先，神志所伤，虽未见形体百骸之缺失，对康寿亦有重大危害；其次，贵、贱、富、贫的差距，情志不遂，五脏失和，罹患疾病很难诊察识别；最后，原文尚未道明，即使权贵得意、富豪正红之时，也会有情志高压之疾患。此并非愉快与不愉快的问题，而是太大的权钱责任所致情志压力之"闷"，这是临床常见的心病，求之不得，放之不下，释压即可解闷、解脱、放下……不容易，可以用药，但光靠药、依赖药不行。心病还得心药治。人类的欲望是填不满的黑洞，穷人有穷人的欲望，富人有富人的欲望。渔夫的老婆起初的欲望只是想要一只新木盆，但得到了新木盆后，她马上就要木房子，有了木房子，她要当贵妇人，当了贵妇人，她又要当女皇，当上了女皇，她又要当海上的女霸王，让那条能满足她欲望的金鱼做她的奴仆，这就越过了界限，如同吹肥皂泡，吹得过大，必然爆破。凡事总有限度，一旦过度，必受惩罚，这是朴素的人生哲学，也是自然界诸多事物的规律。有联云："有求皆苦，无欲则刚。"世间之人何来无欲？少欲则可。劳逸适度，合理安排工作与学习的强度，提高心神认知水平等是根治此类心病的良策。

七、生命与心学

任何一个生命都是一个伟大的灵物，生命过程蕴藏无限的奥秘，生命现象多姿多彩。

《易经》是生命的箴言，是人生的智慧总结，既是治疗疾病的原则，也是治国平天下之宝典，还是天经地义的自然大道理。《易经》不局限于小小个人的凶吉命运之中。

"宇宙便是吾心，吾心即是宇宙。"（南宋·陆九渊《象山全集·杂说》）

这个心，当然不仅是看得见、摸得着的肉体之心脏，"心外无物""心物不二""心物一元"，而且主要指人的心灵、品格以及整体的精神世界。它包括人的世界观、人生观、价值观等重大观念，也包含思维方式、行为方式、处世态度，还包含人的性格、情感、气质、能力、习惯等。

心，总括一个人整体的生命状况、精神面貌，用一个词勉强可以概之，即所谓"人格"。什么样的人心，决定什么样的人格、人生！

人格是一个相对稳定的整体品质，也是一个人区别于另一个人的最本质的特征，这种独特性致使每个人在面对同一情况（如读同一本书）时，都可能有不同的反应。如做与不做，怎么做？救助或离开，善举或恶意，坚持或放弃，快乐或郁闷，领悟或恍惚，幸福或苦难，劳累或轻松（身累心不累），接着说或照着说……

志，上面一个"士"，下面一颗"心"，其意是：一个人所拥有的心，如神志、志气、志愿、志向、志趣……有志者事竟成，"在心为志"（《毛诗·关雎序》）。

王阳明，中国心学之集大成者，是"哲学心"范畴，教人认识宇宙、生命，安顿自己的人生。

中华传统文化、国学，包括《易》、儒、道、释、《内经》、《难经》等，均不出其外。

总而言之，中华岐黄医学有颗伟大的心，奥妙无比，建议人们去认真品读与努力探索吧！

八、"中医"之名与中西汇合

"中医"一词，作为中医学的简称，近一个世纪以来，出现率很高，原因之一是关于中医学的存废之声不绝于耳。关于"中医"之名，众说纷纭，有人认为中医讲究阴阳平衡，当是中庸之医，不偏不倚，故曰"中医"；日本人把"中医"译为"汉医"等，至今尚无共识。

也有人说"中医"就是中国之医的简称，此说不值一驳，因为中国之医还有藏医、蒙医、维医等。

据医史学者朱建平考据，"中医"两字在文献中出现已有近2000年了，古代是指"中等水平的医生"，如《汉书·艺文志》载："谚曰：'有病不治，常得中医。'"另唐代《备急千金要方》载："上医听声，中医察色，下医诊脉。"可见，今天的"中医"二字，渐无古义了。

从实际意义而言，当今所称之"中医"是与"西医"对举、比较时所用。朱建平认为，在西方医学传入我国最初的两个世纪里，医学在称谓上还没有中、西之分，直到英国传教士医生合信（Benjamin Hobson）于1857年在上海编译出版《西医略论》，题为英国医士合信氏著，江宁管茂才同撰，可见当时南京有位管秀才参与编译，该书才开始用"中医"之名。采用归化译法，选用中国已有的词汇作为专业术语，如西医选用中医术语心、肝、脾、肺、肾、卫生等，难免与本义不尽相同，而如脾、霍乱等被西医借用，其义相去甚远。

因为时代的局限，该书的错误翻译为后来的中医学添了不少麻烦。单就中华心学与中医学的心病而言，造成许多学术上的混乱与尴尬。如中医药界似乎约定俗成，不能用"心病"二字，中医教材都称"中医神志病学"，不能用"心神病学"，原因就是西医有"心病科"，占了先位了。甚至不少人提出让中医改心、肝、脾、肺、肾之名。这是一种极其荒诞之事。

对于当年翻译之误，的确给学习与运用带来诸多困惑，但这桩因名之乱不至于影响中西医之间的交流与合作，在世界医学史上早有先例，毋庸置疑。

如东晋抱朴子葛洪1700年前在《肘后备急方》中载有："青蒿一握，以水二升渍，绞取汁，尽服之"的名方，启发屠呦呦成功研制青蒿素，拯救了全世界数百万患者的生命。抱朴子还首次详细描述了天花的症状，利用从天花患者皮肤上制得的粉末，让孩子吸入以预防天花病毒的危害。这一方法传播到西方，从而促进爱德华·詹纳（1749—1823）成功开发针对天花的疫苗。这是中西医汇通取得伟大成功的范例。

在世界医学史上，中医学具有强大的生命力，中医学理论与西医学的技术汇通，可以实现突破，也是应对当今全球健康挑战的必然选择。

近一个世纪医疗实践表明，西医还原论的分解分析方法、对抗性的单靶标诊治手段在多基因复杂性疾病的预防和治疗中既取得了不少成绩，也遇到了困难。中医学的整体观、辨证论治、复方用药，以及治未病的认识论和方法论，较好地为疾病的防治提供了理论指导，也为现代医学的进步和医药工业的发展提供了基础源泉和研发思路。

中医学与西方医学的相互碰撞，彼此交流，进而汇通融合，及建立一个集双方优势的新型医学体系，中医心病的临床与研究也将会有突飞猛进的发展，我们期待这一曙光早日到来，以造福人类的健康。

"中医"之名，最准确的当是"中华岐黄医学"之简称。盖中医学渊源于中华文化，中华文化中有心学范畴，直接影响《黄帝内经》。《黄帝内经》作为中医学的理论核心，博大精深，为百科全书，后世各家不出其外。

拙著称《心病条辨》，曾有人建议加"中医"二字，以免与西医之名相混。听罢此言，余是坚决不从。今天的西医之心病科，实事求是说改脉病科最准确。"心病"二字严格说来，只有中医学才能用。是非正误，我等草根，无力申诉。还是期待相关部门去作为吧！

九、大道至简可养心

"人法地，地法天，天法道，道法自然。"这是《道德经》名言。我们所居住的宇宙，浩渺无穷，奥秘难明。但有一点是肯定的，那就是世间生命都必须遵从一个"道"，这个"道"不是别的，而是自然。生命过程都是自然而然的，不能过度地人为干预！也称"无为而无不为"。

大道至简，说的是宇宙中的人、地、天和道都必须效法遵从自然之总规则，即简而勿繁，人生应当一切从简，否则会导致许多烦恼与痛苦，其中尤其是心神疾病。

这里我们只说人们生活中的大道至简的重要性。

生活包括物质生活和精神生活，前者是有形的必需，如衣、食、住、行等；后者是无形的拥有，如欲望、信仰、幸福、娱乐等。简单需求，天经地义，太过复繁，必令心神使道阻塞而遭致疾病。

在物欲横溢、精神浮躁的环境中，人们都攀上了高速列车，看的、听的、吃的、用的、玩耍的都求多、求快，五彩缤纷，应接不暇，日常生活变得快速而繁杂，渐渐地离"简单"越来越远了，因而与生命自然之道相悖。虽然有吃有穿，家财万贯，但仍觉不幸福、不愉快，甚至疾病接踵而至！

人们为了保暖避寒，穿衣履鞋，这是必要的。但如果过度讲究与穿戴，一人衣服上百件，鞋子几十双，衣柜装不下，丢了太可惜，还污染环境，让本来简单的生活变得复杂起来。

再说"人以食为天"。人要活命，应该吃与喝，但把食当作社交公关手段，酒肉野味、海鲜补品，无所不吃，而且吃得天花乱坠、头晕目眩，把原来简单的三餐搞得泛滥而复杂，吃出胰腺炎、胆结石、肝硬化那就更麻烦了！吃得过多，胃胀难卧，心烦不安，夜不能寐！

　　宋本《伤寒论》的最后四个字是"损谷则愈"，这是张仲景告诫人们，生了病后，特别是热病后，少吃点，保护一下胃肠，病好得快些。特别是对于油腻烤炸之品，常常可致疾病复发，中医称为"食复"。不少人很喜欢吃肉，民间把所有的动物性食物统称为"肉"，猪肉、鱼肉、牛肉、羊肉、鸡肉、鸭肉、鹅肉、兔肉、虾肉……凡是需要杀死处理的食物，皆称为肉。人是一种杂食的高级动物，肉可吃一点，但不可太多。因为人不是老虎，也不是狼，人不具备消化大量肉食的能力。为什么呢？看看老虎口中有多少尖牙齿你就知道了。人有几颗尖牙齿呢？只有四颗，而且早就退化了。人的牙齿臼齿（大牙）最多，是用来嚼米粮的，门齿用来吃蔬菜、青苗的，这是"自然"（有人称为上帝）在设计人时的总体考虑。从人的牙齿设计便知人应吃米粮为主，适当少量吃些肉和菜蔬水果即可。如果人吃肉过多，因为人没有具备如虎狼的消化肉食的功能，所以必然生病！同理，人不如马与牛、羊的门齿发达，也没有牛羊的胃肠功能，如偏食过多蔬菜、水果也会生病！这就没有遵从自然之道！简单就好，不要听信谣言，把吃搞得太复杂了，甚至过度讲究保健，每餐把食物的蛋白、碳水化合物、油、肉精确地计算到两与克，不敢多吃一点点。

　　关于人们的居住与出行，科技发达后那就更繁复了。如住房有多套，上班在城里，假日在别墅，暑天在山上，冬天去三亚。寒冬腊月，中央空调都设在20℃以上，上班必须脱掉棉衣；生活中有了汽车、高铁、飞机，更加方便了，但走路、睡觉、读书、静思的时间少了，不知不觉，肚大肥胖，糖尿病、痛风、心脏病来了，这就更麻烦了！导致人们身心疲乏、劳累不堪！步行应该是最简单、方便、有益的运动健身方法，但有的人追求时髦，要用跑步机，进入健身房，每天都去爬山，甚至偏信某个时辰锻炼最养生，深更半夜去练气功等，结果是劳而无功，更损健康。

　　再看看精神生活的不简。如欲望，想得到的东西、想达到某种目的、性欲、求知欲，有理性的欲望那是正常的，过度之欲望，苦思冥想，日夜不停，欲罢不能，这就把欲望变得非常复杂，常常导致心病，也是许多苦难的根源。如果在学习中存在过度的求知欲，超出自己的智力和条件，对自己提出过高要求，当达不到目的时，变得痛苦与自责，容易导致失眠、健忘、心悸、怔忡等心神疾病。

娱乐是文化生活中不可缺少的，但过度的娱乐，如网络、游戏、手机、电视成瘾，以致影响学习、工作和睡眠，甚至不吃不喝，造成心身俱病者也是很常见的。

当今，人类面临着的最大危机，就是日益先进的科技与日益膨胀的人类贪欲的结合，人类正在疯狂的向宇宙索取，从地球搞到月球与火星。在人类贪婪欲望的刺激下，科技的发展已经背离了为人的健康需求服务的正常轨道，而是在利润的驱动下疯狂发展以满足人类的贪欲，人间变得更加复杂、多变，生活还能宁静吗？

总之，人的生命过程是自然之现象，简而不繁的，不能太过追求、刻意保健，必须遵照自然之法则，争取天人相应，如此则身心健康，欢乐少病，寿命更长！

心病验案实录篇

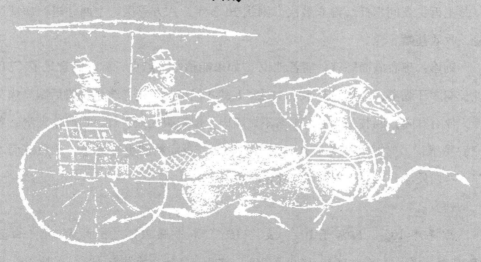

一、阳虚使道不通之漏汗案

陈某，男，43岁，重庆主城区。2018年1月1日初诊。

主诉：夜间出汗、湿衣数次，困扰20多年，八方寻医，中西并进，病情反复，收效甚微。

刻诊：患者满面愁容，痛苦地说："如果能稍好一点点，就心满意足了。"还说长期多汗黏臭，大腿局部冰凉，要穿毛裤才能出门，走路多了，脚后跟又痛又冷，伴有耳鸣，四肢关节痛。平素不好酒肉，但双眼充血发红，口腔常溃疡；着凉后易感冒，常服九味羌活丸、川芎茶调片、头痛粉和重感灵等。脉象沉而不浮，苔白质淡。辨证心肾阳虚，使道不通。

处方：

西洋参10g　五味子10g　麦冬15g　怀牛膝20g　熟地黄20g　白术15g　制附片（先煎）15g　浮小麦30g　糯小米15g　萱草花10g　肉桂4g　太子参30g

7剂，水煎服。

嘱停用过去服用一切药物，特别强调禁服自购的治感冒中西药。

复诊（1月8日）：服上药后症状缓解，汗仍较多，大腿局部冰凉好转20%。因为获得一点点疗效，患者非常高兴，说："还是有效果。"目前仍然头晕，尿流分叉而急促，尿后余沥，双下肢还是冷，并诉服上方后，口中干燥很想饮水解渴。苔白腻，脉细。

辨证：久汗致气阴两虚证。

处方：

五倍子 10g　山萸肉 20g　西洋参 10g　五味子 10g　麦冬 15g　怀牛膝 15g　熟地黄 20g　炒白术 15g　制附片 10g（先熬）　浮小麦 30g　黄小米 15g　萱草花 15g　太子参 15g　甘草 8g

7 剂，水煎服，每日 1 剂，分 3 次服。

三诊（1 月 15 日）：药后出汗仍有，但不多了，背也不冷了，患者评估盗汗症状好了约 80%。现睡觉时梦多，舒张压偏高，走路时偶有眩晕。脉细，苔白腻质淡。

辨证：心神不宁，使道不通。

处方：

云防风 15g　炒白术 15g　生黄芪 30g　北五味子 10g　五倍子 10g　川桂枝 10g　白芍 15g　干姜 10g　大枣 15g　夜交藤 30g　川牛膝 15g　香附 15g　生龙骨 30g　生牡蛎 30g　萱草花 10g

7 剂，水煎服，每剂煎 3 次，分 2 天 6 次温服。

2018 年 2 月 15 日电话随访，出汗、发冷症状好了！停药一周了，还稳定。

点评：此漏汗伤阳之坏病。长期自以为感冒而用发汗药，久病耗伤心阳，致心神不宁，使道阻塞不通，全身出现多处不适。前两诊以全真一气汤为主治本，再加萱草花、小米、肉桂重点通使道，7 剂始见有效，患者信心倍增，并积极配合医嘱；三诊用玉屏风合桂枝汤，亦注意使道之阳，20 年出汗竟在一月之中获效。方中用甘寒之西洋参，未用微温之人参，考虑患者久汗伤心阴，在温补心阳之中未忘心阴，也是值得肯定的临证思路。

二、气闷不通案

刘某，男，52 岁，企业管理者。2017 年 5 月 18 日初诊。

患者心烦、失眠伴躯体不适 2 年多。据述，因性功能下降，服用补肾中成药 3 个月后，逐渐出现右肋灼热不舒服，胀满、疼痛都不是，他自己也说不清楚。还伴有心中烦躁，夜间难以入眠，会阴部坠胀、潮湿，偶有遗精。遂在重庆、万盛、綦江、成都等地访医求医，并频频更医，疗效不佳，有时头一两剂有一点效，继之又出现反复。继后，在万盛黑山谷景区义诊时用越鞠丸加味，症状有所好转，病情稳定了 3 个月，后又因阳痿不举服用壮腰健肾中成药后 3 周，上述症状加重，并出现腰部胀痛，自觉右腰有一个气团，游走不定，严重时彻夜难眠，需用安定 2 片才有点效。推荐去某医科大学精神卫生中心治疗，因药物反应，用药 2 周后停药。

刻诊：右腰部有气团，肿胀痛，不舒服，且心烦、多疑，对疾病反复不愈、焦虑不解，对中药方剂中的每味药，凭他自己的经验与理解，不停地询问有关功用与毒性，情绪紧张。脉象细弦而数，舌苔薄黄，舌质瘀黯。

辨证：痰热扰心，心神不宁。

处方：黄连温胆汤加味。

黄连 5g　法半夏 20g　陈皮 12g　茯神 30g　甘草 8g　竹茹 15g　枳实 12g　香附 15g　萱草花 10g

7 剂，水煎温服。

服药 2 剂，电话告知，只遗精 1 次，嘱不必紧张，继用。

复诊（7 月 10 日）：述背部略紧，他无不适，脉细弦，苔薄白。继以加味逍遥丸善后，并配以却忙正心法、情趣休闲法以求固本。

点评：本案患者因工作压力生闷，气滞不通，心神不宁，用越鞠丸、黄连温胆汤加味获小效，但病情反复不定，时轻时重，延时 3 年多。在用药的同时，配合超药物疗法，有明显起色，此乃"心病还得心药治"，单用药不行，恐难巩固。

三、肝木克脾土，心神不宁案

姚某，男，27 岁，软件公司职员。2017 年 4 月 2 日初诊。

刻诊：因心烦容易累 10 年余就诊，倦怠无力，熬夜，一般每晚 12 点后才能入睡；喜好吃饭与肉，不爱吃菜；长期伏案，从不运动，多梦，午觉睡长了都要做梦，影响心情，比较压抑。体重偏瘦，未做特殊检查。1 月前因梦特别多到中医个体诊所就诊，考虑心阴不足予以天王补心汤等，服药约有 2 月，效果不明显。今日晨起发热，身体轻微酸痛，大便次数增多，每天 3 次，不成形，舌苔正常，舌质淡，脉弦、滑、数。

辨证：肝郁化热，心神不宁。

处方：丹栀逍遥散加味。

生龙骨 30g　生牡蛎 30g　玉竹 30g　丹皮 12g　山栀子 15g　北柴胡 15g　白芍 20g　炒白术 15g　茯神 30g　夜交藤 30g　香附 20g　甘草 10g　小米 15g　百合 30g

用法：5 剂，每日 1 剂，水煎取汁 450mL，分 3 次，饭后温服。

二诊（4 月 16 日）：大便趋于正常，精神差，一天中只有 2 小时精神好，特别易劳累，气短，心烦，担心不长肉，脉弦滑数，舌苔薄黄，舌质红。此痰热扰心，影响睡眠。使道不通畅加腊梅花，并予以健脾，此为肝郁化热，继以丹栀逍遥散加味。

辨证：痰热扰心。

处方：丹栀逍遥散加味。

丹皮 12g　山栀子 12g　北柴胡 15g　白芍 12g　白术 20g　茯苓 20g　甘草 8g　薄荷 12g　法半夏 12g　夏枯草 15g　竹茹 12g　枳壳 12g　香附 15g　小米 15g　萱草花 10g　腊梅花 10g

用法：7剂，水煎服，配合音乐疗心法、甜睡养心法、快步运动法。

三诊（4月23日）：用药后没有以前紧张，脉也不弦了，胃口比以前好些，很关注不长肉，自述特别掉肉，形体偏瘦，梦多，怕累，精神状态不好，感觉心慌气短，心有余而力不足，易影响心情。

辨证：脾虚不足。

处方：参苓白术散加减。

太子参 30g　生晒参 10g　白术 15g　扁豆 12g　北柴胡 12g　香附 15g　山药 30g　砂仁 12g　苡仁 30g　大枣 15g　莲米 12g　桔梗 12g　芡实 10g　焦三仙 20g　甘草 8g

用法：7剂，水煎服。

四诊（5月14日）：上周末未就诊，现仍乏力，易疲倦，头发硬、直、乱，怕丢肉，右脉滑数，左脉弦滑好转、稍快，苔白，质红。考虑虚热消耗掉肉，如西医说的甲亢。

辨证：胃热内扰。

处方：清胃散加味。

升麻 20g　川黄连 10g　当归 12g　生地 20g　丹皮 12g　生石膏 30g　玉竹 30g　山药 30g　黄芪 40g　生龙骨 30g　生牡蛎 30g

用法：7剂，水煎服。

五诊（5月21日）：心烦失眠有所好转，乏力逐渐好转，偏瘦，脉滑数，苔白，质稍红。专门养胃阴，可清热。

辨证：脾胃阴虚。

处方：叶氏养胃汤加味。

乌梅10g　北沙参30g　麦冬15g　生地20g　川石斛30g　甘草8g　扁豆15g　山药30g　茯苓15g　生龙骨30g　生牡蛎30g　黄连5g　升麻10g　玉竹30g

用法：7剂，水煎服。

点评：本案五诊，有些疗效，但伴有之体倦消瘦未改善，且脉滑数，脾主肌肉，方用健脾养胃应该有效，但患者生活习惯太差，经常凌晨两点才睡，且对消瘦的理解与认知异常，当改为丸剂缓缓图之，加用快步运动法、甜睡养心法有望获得痊愈。

四、癔病案

李某，男，30岁，工地工人。 2017年9月24日初诊。

主诉：戒烟后胸闷2个月。吸烟10年，平均一天2包，喜欢夜生活，熬夜，平常胸闷，如有提不起气的感觉。今日肚子胀难受，耳鸣，二便正常，苔薄黄，舌质淡，脉数。西医诊为烟草中毒、戒断综合征，属精神依赖。中医考虑心病，心态是一种素质，养心阴的同时，须通使道。

辨证：心阴虚。

处方：天王补心汤加川桂枝、石菖蒲。

川桂枝5g　石菖蒲10g　天冬20g　麦冬20g　生地20g　茯神20g　甘草10g　丹参20g　五味子10g　玉竹30g　生龙骨30g　生牡蛎30g　远志10g　当归12g　酸枣仁20g　柏子仁10g

用法：7剂，水煎服。

复诊（10月15日）：胸闷，耳鸣，做梦，不易入睡，心静不下来，早醒，心慌气短，眼睛干涩，二便正常，右脉弦滑，左脉细数，舌苔黄，舌质红。

辨证：心神不宁。

处方：仁熟散加减。

柏子仁 12g　熟地 12g　枸杞 15g　五味子 10g　山萸肉 20g　肉桂 3g　太子参 20g　茯神 20g　菊花 15g　枳壳 10g　生龙骨 30g　生牡蛎 30g

用法：7 剂，水煎服。

三诊（10 月 22 日）：症状较前减轻，胸闷气短，肚子胀，睡眠浅，每晚小跑 5km，大便黏，右脉弦滑好些，左脉细数，苔薄白，舌质嫩。

辨证：气阴两虚。

处方：仁熟散加参脉饮加减。

西洋参 10g　五味子 10g　麦冬 12g　甘草 8g　柏子仁 10g　枸杞 12g　生龙骨 30g　生牡蛎 30g　肉桂 3g　茯神 20g　香附 15g　北柴胡 15g　川芎 12g　神曲 30g　萱草花 10g

用法：配方颗粒，共 7 剂。

点评：本案患者，平素熬夜、吸烟，熬夜伤阴。近两月因戒烟过急，遂致心神不宁，出现多种症状。三诊均以养心阴、滋心血为法，以补为通，症状明显减轻。如果能加上静心观息法等超药物疗法，对提高疗效、预防复发都是有益的。

五、清阳不升，使道不通案

徐某，男，42 岁。2017 年 2 月 26 日初诊。

自诉：焦虑烦躁，情绪低落半年，伴睡眠不好、头晕、记忆力减退。烦躁时纳差，大便有时不成形，每天 1～2 次。在天然气公司从事技术工作，2015 年炒股遭重创，后又因家庭原因，出现上述症状，曾先后在市精神病医院、中医院就诊。服用镇静药后症状可有所缓解，药效过后症状依然。脉细数无力，舌淡多齿痕。此为使道不通（清阳不升，郁乃心病），宜越鞠丸加味，并嘱西药口服量减半。

神曲 30g　山栀子 15g　桂枝 10g　川芎 15g　香附 15g　小米 15g　苍术 15g　北柴胡 15g　郁金 15g　太子参 30g　合欢皮 30g

7 剂，水煎服。

复诊（3 月 5 日）：脉细，舌淡。自述心态比以前积极多了，仍入睡困难，因担心症状反弹，西药未减量。辨为阳虚不通，守方，并嘱西药减量三分之二。

桂枝 10g　小米 15g　神曲 30g　苍术 15g　山栀子 12g　川芎 10g　香附 20g　生晒参 20g　郁金 12g　合欢皮 20g

7 剂，水煎服。

三诊（3 月 12 日）：脉细无力，舌淡。自述因牙病要拔牙，情绪低落，入睡困难，大便不成形，每天 2 次。自觉上方服后无效，西药一天口服 3 次减为 2 次，症状反弹，遂放弃减量。考虑久用镇静药致气虚、阳虚，辨为脾肾阳虚，附子理中丸加减，并鼓励患者相信中药的疗效。

制附片（先煎）10g　炒白术 30g　党参 20g　黄芪 40g　干姜 10g　甘草 8g　香附 15g　合欢皮 20g　神曲 20g　北柴胡 20g　川芎 20g　谷芽 20g　麦芽 20g　小米 15g

7 剂，水煎服。

四诊（3 月 19 日）：脉细，舌淡，手指凉。自述睡眠有所改善，但仍怕冷头晕，焦虑，情绪低落。心阳不足致四肢不温，越鞠丸加党参 30g。

桂枝 10g　茯苓 30g　干姜 10g　甘草 10g　神曲 20g　香附 20g　川芎 10g　苍术 12g　法半夏 15g　山栀子 12g　北柴胡 15g　党参 30g　小米 15g

7 剂，水煎服。

点评：此案是先气郁不通，清阳不升，逐渐出现阳虚不达诸症，皆形而上心神之症。临床表现多，焦躁、担心、失落皆心神之使道不通所致。方用越鞠丸不错，小米、桂枝可通使道之阳，有效但不明显，疗效不够巩固。看来，完全依赖用药不行，如果加上情趣休闲、音乐疗心、暗示、催眠等超药物疗法，或许能让疗效提高。

六、肝肾不足案

桂某，女，43岁。2017年6月11日初诊。

耳鸣7个月，加重2月，左耳较重，伴睡眠不好，晚上只能睡1～2小时，没精神。停经3个月，口苦，胃有灼热感。小时候因药物影响，听力轻度减退。舌尖红，苔薄黄，脉细滑。为肝肾不足，耳聋左慈丸加味。

路路通10g　磁石30g　北五味子10g　熟地20g　山萸肉15g　山药30g　泽泻20g　丹皮12g　天麻15g　石菖蒲10g　小米15g　红景天20g　酸枣仁20g　萱草花10g

7剂，水煎服。

复诊（6月18日）：睡眠改善，可睡6小时，耳鸣减轻。口苦，大便不爽。舌红，脉细弱无力。为胃中有热，肾阴不足。守方加味。

五味子5g　磁石30g　石菖蒲10g　生地20g　山萸肉15g　山药30g　泽泻20g　丹皮12g　茯苓20g　甘草8g　黄芩15g　蒲公英20g　酸枣仁20g　神曲20g　红景天20g　制远志8g

7剂，水煎服。

三诊（6月25日）：睡眠改善，耳鸣好转，仍有脑鸣，胃口不好，大便不爽，潮热，考虑停经3个月，舌红，苔薄黄，脉细，为肾精不足。

五味子10g　磁石30g　石菖蒲10g　熟地20g　山萸肉20g　山药20g　泽泻20g　丹皮12g　茯苓25g　神曲20g　木香10g

7剂，水煎服。

四诊（7月2日）：耳鸣反复，口苦消失，胃口好，脉细，舌红瘦，为肝肾不足，加红景天。

红景天20g　磁石30g　五味子10g　熟地20g　山萸肉12g　山药20g　石菖蒲10g　泽泻20g　丹皮12g　茯苓20g　神曲20g　木香10g　葛根20g

7剂，水煎服。

五诊（7月16日）：脉细，舌红苔黄。一周前感冒，耳鸣加重，且兴奋失眠，潮热自汗，手麻。为肝肾不足，方用百合地黄汤、甘麦大枣汤、酸枣仁汤合菊花茶调散加味。

百合30g　生地20g　浮小麦40g　大枣12g　甘草8g　酸枣仁30g　知母12g　川芎15g　菊花15g　荆芥12g　路路通10g　巴戟天12g　生龙骨20g　生牡蛎20g　石决明30g　当归12g

7剂，水煎服。

六诊（7月23日）：耳鸣、口干苦减轻，睡眠改善。脉细，舌红，苔黄。

百合30g　生地20g　浮小麦30g　大枣12g　甘草10g　合欢皮20g　茯苓30g　萱草花10g　五味子10g　磁石30g　小米20g　酸枣仁20g　葛根20g　石菖蒲10g

7剂，水煎服。

七诊（7月30日）：时有潮热，舌红，脉细，为肝郁血虚，百合地黄汤合逍遥散。

百合30g　生地20g　浮小麦30g　大枣15g　甘草10g　当归12g　北柴胡15g　白术15g　白芍15g　茯苓20g　薄荷12g　五味子8g　香附15g　石菖蒲10g　葛根30g

7剂，水煎服。

八诊（8月27日）：耳鸣好转，有时精神紧张、紧绷感，入睡困难，时潮热，胃稍灼热感。脉细弱，舌红苔薄黄。为脏躁，百合地黄汤加味。

百合30g　浮小麦40g　大枣15g　甘草10g　五味子10g　磁石30g　酸枣

仁 20g　合欢皮 20g　石菖蒲 10g　蝉蜕 10g　红景天 20g　小米 15g　萱草花 10g

7 剂，水煎服。

九诊（9 月 4 日）：耳鸣、失眠减轻，脉细，舌红苔薄白。为心肾阴虚，守方。

百合 30g　浮小麦 30g　生地 20g　知母 12g　白芍 12g　川芎 10g　当归 12g　大枣 20g　柏子仁 12g　仙茅 10g　仙灵脾 20g　黄芪 30g　党参 20g　黑豆 30g　甘草 10g

七剂。

十诊（9 月 17 日）：脉细舌红，潮热，出虚汗，焦虑紧张。为心肾两虚。

百合 30g　生地黄 20g　知母 12g　浮小麦 60g　大枣 15g　甘草 10g　合欢皮 30g　当归 12g　白芍 12g　柏子仁 12g　茯神 30g　黑豆 30g　生牡蛎 30g

7 剂，水煎服。

十一诊（11 月 12 日）：脉细舌红，耳鸣，脑鸣，睡眠不好，头紧，胃隐痛，大便不爽。为肝肾阴虚，左慈丸加味。

五味子 10g　磁石 30g　生地 20g　山萸肉 15g　山药 20g　泽泻 20g　丹皮 12g　茯苓 20g　葛根 20g　路路通 10g　百合 30g　合欢皮 20g　谷芽 20g　麦芽 20g　神曲 20g

5 剂，水煎服。

点评：本案前后十一诊，历时近半年，临床表现以耳鸣失寐为主，常法以补肾开窍为主，有效但疗效不明显。第八诊加上小米、萱草花，以补为通，稍有起色，但仍有反复。如能在服药的同时，重视配合助人乐己法、学点佛学疗心病、太极拳疗法等超药物疗法可以提高疗效。

七、湿阻心阳不通案

申某，男，40岁，成都人。2015年3月20日初诊。

据家属介绍，患者5年前身体无恙，身高185cm，体重95kg，善言谈，好交际，意气风发，颇有才气，30岁刚过，就成了当地最年轻的局级干部，被领导视为最有前途的后备人选。一时间，出入迎送很是威风，福禄仕途一切顺利。然而，福兮祸所倚，记不清何时，东窗事发，虽未受刑法追责，但官位被罢，沦为平民，以致不堪屈辱，心怀郁闷，留恋昨日之权钱，难舍去，不甘心，也后悔，遂久病缠身，延医无数，中西并进，获效不多。

刻诊：面色白而浮肿，双下肢不肿，述四肢不活动，间有麻痛，乏力无精神，性欲几无，失眠易于惊醒，稍有上楼之活动则心慌，胃纳无味，气短懒言，畏寒头晕，时常多坐在家中看小说、看电视，但坐卧不安，不做家务，少见亲友，闷闷不乐。大便稀，每日1～2次，舌苔薄而不腻，舌质淡，脉沉而散（注：此为浑脉）。

辨证：脾胃阳伤，湿从内生，心阳不畅。

处方：安肾汤加减（慢病当以丸剂，缓治之）。

鹿茸10g　茅苍术50g　制附子30g　茯苓100g　炒菟丝子50g　韭菜籽50g　川桂枝50g　砂仁30g　巴戟天100g　石菖蒲50g　香附50g　谷芽50g　红参50g

上药细末，水泛为丸，每次10g，每日早晚2次，温开水送服。加用情趣休闲法之钓鱼活动，以及写则日记来疗心、音乐悦心法等综合方法。

复诊（4月23日）：服上方后，开始未见效，半月后开始食欲见好转，畏风怕冷逐渐缓解，说话多些，睡眠仍易惊醒。脉细沉，苔白腻而厚，舌质淡。药已见效，守方加藿香 50g 再进。并加用明德养心法、信仰疗心法等。

三诊（6 月 4 日）：述用药 30 多天后，全身症状都有缓解，尤其是睡眠好多了，每晚能睡 6 小时不醒，面色好转，体重稍有增加，患者及家属信心十足，并说："人家说中药疗效慢，我们才用 2 个多月，3 年顽疾，就明显见效了。"苔白质已不淡，属正常，脉细数而稍有力。考虑气候已渐炎热，原方去鹿茸，减桂枝为 20g，加合欢花 100g，山药 200g，再进一料，水泛为丸，服法同上。

四诊（9 月 5 日）：因天气炎热而停药，并述目前已恢复工作，尚能胜任，唯容易疲乏，睡眠时好时差，食欲仍欠佳，大便不成形，脉细数，苔薄而不腻，舌质淡。

辨证：脾气虚，兼湿浊内停。

处方：理中汤合参苓白术散。

干姜 10g　党参 20g　炒白术 20g　茯苓 30g　扁豆 20g　陈皮 10g　山药 20g　莲米 10g　薏苡仁 20　桔梗 10g　砂仁 10g　红参 10g　肉豆蔻 10g　甘草 6g　谷芽 20g

10 剂，水煎服。每 2 天 1 剂，每次 150mL，温服。嘱：注意劳逸适度，作息规律；忌慎生冷食物；坚持超药物疗法。

点评：此案为《素问》脱营证，尝贵后贱，贵之尊荣，贱之屈辱，心怀慕恋，志结忧惶，虽不中邪，病由心生，暴喜伤阳，暴怒伤阴，多虑贪欲，喜忧不能自节，使道闭塞不畅，神明不达，周身失于灌溉，百脉失其君令，故形乃大伤。其阴阳俱虚，当令阳光普照，阴霾自除。方用安肾汤加减，温阳化湿，通使道，以丸剂缓缓图之。心病还得心药治，再加超药物疗心法，医患配合，疗程不到半年，如此疑难之症，基本痊愈，当属万幸！

八、脾肾阳虚，使道不通案

李某，女，49岁。2017年12月4日初诊。

今年（2017）二月开始胃发冷（热天也冷），甚至冷吐了，辗转延医近1年，中西都用，病不见好。近月加重，疑为胃癌，家属言其在家坐卧不安，十分痛苦，间有轻生念头，听力下降5年，查前医用过抗抑郁药，中医用过大量温阳助火药，附子都在60g左右。

刻诊：胃及全身都冷，尤觉得左大腿及臀冷不能坐，必须垫有棉衣才敢坐下，嗳气打嗝，四肢发冷无力，尿频（一上午5～6次），气往下走，提不上来，夜尿正常，睡眠正常。苔白腻，舌质淡。右脉无力不细，左脉数滑。

辨证：脾肾阳虚，使道不通。

处方：丁萸理中汤加味。

丁香3g　吴茱萸5g　党参20g　白术15g　干姜10g　益智仁10g　肉桂3g　萱草花10g　小米20g　大枣15g　炙甘草6g　香附15g　砂仁10g

3剂，水煎服。

复诊（12月7日）：药后不打嗝了，胃胀稍微好，尿还是特别多，全身乏力，腿软，脑壳感觉震荡，肝区痛，服药期间不冷了，但药停还是冷。苔白腻，舌质淡，细脉。

辨证：脾肾阳虚，使道不通。

处方：继用丁萸理中汤。

丁香3g　吴茱萸5g　党参20g　白术15g　干姜10g　益智仁10g　肉桂3g　萱草花10g　香附15g　小米20g　大枣15g　炙甘草10g　砂仁10g　石菖蒲10g　台乌10g

3 剂，水煎服。

三诊（12 月 14 日）：药后精神状态变好，小便没有那么频，大便费力，胃还有点冷，口干舌燥，脑壳还是震荡（感觉浪在打）。苔腻少津，左细滑，右弦滑脉。

辨证：气郁，使道不通。

处方：越鞠丸加味。

神曲 30g　干姜 5g　百合 30g　川芎 15g　香附 15g　茯神 20g　山栀子 12g　川石斛 12g　小米 15g　萱草花 10g　白薇 5g　独活 10g

3 剂，水煎服。

四诊（12 月 28 日）：药后小便多（肺肾气虚），手脚冷，大便稀（不吃油腻类食物）。咳嗽一个星期，喉咙痒痛，无痰。苔白腻，沉细无力。

辨证：肺肾两虚。

处方：止咳散加味。

乌梅 10g　北沙参 20g　桔梗 12g　桑皮 12g　浙贝母 10g　蝉蜕 10g　白鲜皮 20g　马勃 10g　射干 10g　诃子肉 10g　甘草 8g　益智仁 10g　板蓝根 30g　肉蔻 10g　黄芪 20g

3 剂，水煎服。

五诊（2018 年 1 月 8 日）：小便遇冷就想解，手脚冷湿，颈强，眼胀。苔白腻，脉滑数。

辨证：肾阳不足。

处方：金匮肾气丸加味。

制附片（先熬）9g　肉桂 4g　熟地黄 15g　山萸肉 20g　山药 20g　泽泻 15g　丹皮 12g　黄芪 30g　干姜 10g　小米 15g　萱草花 10g　葛根 15g　姜黄 10g

5 剂，水煎服。

六诊（1 月 18 日）：

症状：药后胃冷明显感觉好转，时值"三九"都感觉很温暖，睡眠饮食正常。苔白腻，沉脉。

辨证：肾阳不足，使道不通。

处方：金匮肾气丸加味。

熟地黄 20g　山萸肉 15g　山药 20g　泽泻 15g　丹皮 12g　茯苓 20g　肉桂 3g　制附片（先熬）10g　葛根 30g　香附 15g　小米 15g　萱草花 10g　石菖蒲 10g　白蒺藜 12g

3 剂，水煎服。

七诊（1 月 29 日）：胃冷就要拉肚子，解了大便气提不起来，腹部按起痛。苔白，舌质微红，细脉。

辨证：脾气虚。

处方：参苓白术散加味。

太子参 20g　生白术 20g　茯苓 20g　扁豆 15g　甘草 8g　黄芪 20g　干姜 5g　陈皮 10g　山药 20g　枳壳 10g　升麻 10g　北柴胡 10g　萱草花 10g

3 剂，水煎服。

八诊（2 月 1 日）：药后症状好转，睡眠正常，现在仍感觉气往下走，眼睛胀。苔白质不红，脉细数。

辨证：中气不足。

处方：补中益气汤加味。

生黄芪 20g　太子参 20g　白术 10g　北柴胡 10g　茯苓 15g　香附 12g　大枣 15g　甘草 8g　独活 8g　枳壳 10g　山药 20g　萱草花 10g

3 剂，水煎服。

九诊（2 月 8 日）：说话无力，在天气变化时症状加重，双胁微痛，解了大便后胃会感觉冷。苔白，舌质淡，脉细无力。

辨证：脾肾阳虚。

处方：附子理中汤加黄芪。

制附片 6g　白术 20g　黄芪 20g　升麻 10g　党参 20g　干姜 10g　大枣 15g　淡吴萸 5g　甘草 8g　生晒参 10g　萱草花 10g　香附 10g

3 剂，水煎服。

十诊（2 月 22 日）：药后气往下坠等症状好转。苔白腻，脉细。

辨证：肝郁气虚。

处方：逍遥散合玉屏风散。

黄芪 30g　云防风 15g　白术 15g　北柴胡 12g　白芍 12g　茯苓 20g　薄荷 10g　当归 12g　甘草 10g　山萸肉 15g　香附 15g　大枣 12g　谷芽 20g　麦芽 20g

3 剂，水煎服。

十一诊（2 月 26 日）：药后小便时坠胀感好转一点，大便变稀溏，腹冷的症状微微好转。现在没有精神，做饭都需要靠到墙上。苔白腻，脉细弦。

辨证：脾肾阳虚。

处方：砂半理中丸。

砂仁 12g　法半夏 15g　陈皮 12g　补骨脂 10g　白术 15g　干姜 10g　云防风 12g　太子参 20g　肉豆蔻 8g　枳壳 10g　谷芽 20g　麦芽 20g

3 剂，水煎服。

十二诊（3 月 26 日）：早上 5～6 点钟冷，稀便 1 次，下午精神一般较好，汗多。苔薄白，脉沉。

辨证：脾肾阳虚。

处方：四神丸、理中汤合玉屏风散加减。

补骨脂 10g　吴茱萸 8g　大枣 15g　肉蔻 10g　干姜 10g　太子参 30g　黄芪 30g　炒白术 15g　云防风 15g　甘草 8g

3 剂，水煎服。

十三诊（3 月 29 日）：药后症状好转，只有大便没好，肠鸣，稀溏，每天 1 次。苔白，舌质红，脉细弱无力。

辨证：脾肾阳虚。

处方：守方加莲米、芡实。

莲米 15g　芡实 10g　黄芪 20g　补骨脂 10g　吴茱萸 5g　大枣 15g　肉豆蔻 10g　干姜 10g　太子参 20g　云防风 15g　白术 15g　甘草 8g

3 剂，水煎服。

十四诊（4 月 16 日）：乏力，气接不起来，解大便时全身无力，饮食正常。苔白腻，舌质淡，脉细弱无力。

辨证：中气不足。

处方：附子理中汤加升麻、黄芪。

升麻 10g　黄芪 20g　制附片 10g（先煎）　干姜 10g　白术 20g　桔梗 10g　红参 10g　淡吴萸 8g　砂仁 10g　党参 20g　炙甘草 8g　北柴胡 10g

3 剂，水煎服。

十五诊（4 月 26 日）：药后全身发痒，滑肠，胃不冷了，解大便后还是提不起气。苔白，舌质黯，脉细沉。

辨证：脾阳不足。

处方：理中汤加味。

干姜 10g　党参 20g　炒白术 15g　茯苓 20g　甘草 10g　红参 10g　防风 10g　黄芪 20g　升麻 10g　乌梅 10g

3 剂，水煎服。

十六诊（5 月 7 日）：药后胃发冷，小便时胀，大便不成形，饮食正常。苔白，舌质淡，脉弦。

辨证：脾肾阳虚。

处方：丁萸理中汤加味。

丁香 3g　吴茱萸 6g　干姜 5g　党参 20g　甘草 6g　黄芪 20g　乌梅 10g　升麻 10g　焦三仙各 20g　白术 15g　防风 10g

3 剂，水煎服。

十七诊（6月21日）：药后发热，出虚汗，大便稀溏，眼睛干。苔白腻，脉沉而无力。

辨证：脾阳虚。

处方：参苓白术散加味。

党参20g　炒白术15g　扁豆15g　山药20g　莲米15g　芡实10g　干姜5g　肉豆蔻10g　甘草6g　五味子8g　砂仁10g　桔梗10g　五倍子8g

3剂，水煎服。

点评：本案共17诊，首诊3剂即见小效。丁萸理中温脾阳为主，加用小米（秫米）补通，萱草花、香附通气解忧，肉桂加强通心阳之使道，未用附片却关注通阳，可见只重视补火扶阳，虽大剂附子阳气亦不能通达。胃及全身都冷，尤觉得左大腿及臀冷不能坐，必须垫有棉衣才敢坐下，此阳不通之明证。第三诊用越鞠丸加白薇5g、独活10g，亦重视通使道之用，独活有通心阳的特殊作用，这是值得重视的。1月18日"三九"期间，也不冷，后以金匮肾气丸缓以治本。

九、少阳枢机不利案

卢某，男，16岁。1983年6月11日初诊。

患者近一年来，逢农历每月三十或初一则出现嗜睡、少食、哭喊惊恐，反应迟钝，持续2～3天后诸症消而如常人。辗转多处治疗，均诊断为周期性精神病，曾口服谷维素等药无显效。今逢初一，诸症又作，要求服中药治疗。

检查：发育正常，营养中等，面色苍白，表情呆滞，惊恐忧郁，无明显意识障碍，舌质淡红，苔白腻略厚，脉弦紧。证属少阳失枢，气血逆乱。治宜和解少阳，调理气血，小柴胡汤加减。

北柴胡 20g　黄芩 15g　法半夏 15g　党参 12g　竹茹 15g　丹参 15g　香附 10g　炙甘草 10g　生姜 5g　大枣 5 枚

水煎服，每剂煎服 3 次，每日 1 剂，服 2 次后停药。而后，每于病作前一周服上方，连服 5 剂。如法服药 3 个周期，病愈。为巩固疗效，又加服一个周期。随访至今，再未发作。[中医药学报，1984，（ 6 ）：47]

点评：本案每到月初阴阳交接之时发病，方用小柴胡加赤芍、丹参通血；香附、竹茹通气，气血顺而使道通，故令心神安宁而病解。其中，小柴胡汤通畅枢机，当为通畅心神使道之功，是本案获效的关键之处。

十、痰热内蕴，心神不宁案

刘某，男，41 岁，永川人。2014 年 6 月 25 日初诊。

主诉：疲乏无力，性欲下降，阳痿不举，入睡困难多年。近两月症状加重，经中西医治疗，疗效不显，时好时差，病情反复。查阅过去所用药物，有抗抑郁与镇静西药，也有补肾壮阳、疏肝理气中药及针灸、推拿和心理治疗。

刻诊：面色红润，体态正常，口苦口腻，食纳无味，失眠多梦，并述每次同房以后上述症状加重。脉弦滑有力，舌苔白腻而厚，舌质紫黯。

辨证：痰热内蕴，心神不宁。

治法：清心宁神，祛痰化湿。

处方：

川黄连 5g　法半夏 15g　陈皮 10g　茯苓 30g　竹茹 20g　枳实 12g　白蔻仁 10g　广藿香 10g　苡仁 30g　珍珠母（先煎）30g　淡竹叶 10g

7 剂，水煎服。嘱禁酒与生冷食物，停用一切补肾壮阳药物。

复诊（7月2日）：脉弦滑，其力度稍减，舌苔薄腻，质红有暗色。胃纳好转，全身疲软等症略有缓解。

继用上方加北柴胡 15g　红花 5g　桃仁 12g　再进 6 剂。

该年 8 月以后，因气候炎热等原因停药一月多，病情反复，有时因饮酒后诸症加重，或因同房后乏力、出汗、心悸失眠加重，不定期由永川到重庆就诊，如此两年余。

2016 年 9 月 8 日，因病情复发，再次求诊。主诉：睡眠很差，有时通宵未眠，入睡困难，易惊醒、噩梦，自汗、恶寒，周身酸软无力，头晕不清楚，听力下降，食纳尚可，脉沉而浑，苔白腻而质淡，有齿痕。

辨证：湿浊内停，清阳不升。

治法：健脾补气，升阳开窍。

处方：

赤芍 15g　太子参 20g　黄芪 20g　升麻 10g　蔓荆子 15g　葛根 20g　法半夏 15g　石菖蒲 10g　糯小米 15g　萱草花 10g

5 剂，水煎服。

复诊（9月15日）：上方服后，疲乏无力、头晕身重好转，但耳鸣、失眠较重。继上方加茯神 20g，川桂枝 5g，通达清阳、健脾除湿宁神。7 剂，水煎服，每日 1 剂。嘱在家用超药物疗法：①情趣休闲法（钓鱼）；②发呆冥想法。

三诊（9月27日）：述睡眠好转，耳鸣减轻，阳痿、出汗等症均明显改善。继以上方水泛为丸巩固疗效。

点评：此乃一典型的心病患者。疾病初起，痰湿阻遏，因误为肾阳不足而滋补温燥，遂至坏病，久久不能见效，痰、湿、气、瘀相继而成，阻塞心神使道而不通，故经过漫长的辨治过程。方加桂枝之通心阳，萱草花之通郁气，小米之以补为通，茯神除湿宁神而通，抓住了心神使道的关键，故取得显效。

十一、火郁扰神案

丁某，男，49岁，医生（西医）。

患者数年前因练气功出现偏差，每日下午自觉有一团火从少腹丹田处上攻，周身走窜，上午轻，下午加重。每至下午时，即感心烦意乱，急躁易怒，周身燥热而体温正常，大量吃冰块、饮冰水而不解。前后数易中医诊治，苦寒清热泻火之剂迭进百余剂而无效。牛黄解毒、牛黄清心、黄连上清、三黄片等中成药成为随身携带的必备急救药。一觉"火起"必须立即取出服用，几近"成瘾"。近来又患失眠之症，严重时彻夜难眠，白天精力充沛，毫无一丝倦意。望其舌，舌质淡红，苔薄黄；诊其脉，沉细有力而有根。

翻检既往就诊病历，询问患病及诊疗经过，四诊合参，分析病机，认为此火热证并非机体阳气偏盛或感受温热之邪所致。深究其因，实乃因练气功不当，气行失常，气机升降出入乖戾所致。气运不循常道而气机郁闭，郁久化热化火，成为火郁，郁而发热；上午为阳中之阳，火郁暂时得以发越，故病轻浅；下午开始，阳气渐敛而阴气始生，火郁不得发越，故病发作加重。中医虽有"热者寒之"之法，但由于长期以来过用苦寒之药，加之患者贪凉饮冷，欲以寒解之，结果导致火无出路，炎上之势被遏，寒凉沉降之药与炎热升浮之火两相格拒，遂致寒愈盛而热愈炽，火热之邪不得发越，亦不得清解，上扰心神，遂致失眠诸症。《丹溪心法》有云："郁者，结聚而不得发也。当升者不得升，当降者不得降，当变化者不得变化也，此为传化失常。"

考虑到"阳胜则热""热者寒之"属逆病性而治的正治法，而"火郁发之"则属因势利导之法。火热为病虽多，但"多有兼郁"；火性最喜炎上，最喜升发，设若火郁不得升发，火郁而病转盛，故必发之为快。先贤张景岳有言："凡火郁之病，为阳、为热之属也。凡火所居，其有结聚敛伏者，不宜蔽遏，故当因其势而解之、散之、升之、扬之，如开其窗，如揭其被，皆谓之发，非独止于汗也。"

综合分析后得知，本例病因清楚，源于练功不当所出现的偏差，致气血运行逆乱失其常道，郁而不畅，郁而化火。火郁于内，非独苦寒沉降之剂可治，当依"火曰炎上"之本性，升阳散火当为治本之法。考虑到患者病程日久，用药繁杂，只宜缓图，不可毕其功于一役。此亦"无刺熇熇之热"之意。遂拟分三步辨治：先投李东垣升阳散火汤，发散郁火，以遏其燎原之势，如此则火不上扰，烦热自除，夜寐自安。

处方为升阳散火汤原方 7 剂。嘱患者下午 3 点、晚上 9 点，分 2 次服药。

复诊：患者述药后诸症减轻，通体畅快，烦热证顿减。

考虑到患者火郁日久，心肝之火亦因之借势而亢，"火郁"之中必有虚火实火夹杂，相兼为害，合邪致病。火郁解后，心肝之火亦会嚣张为害。遂以泻青丸、交泰丸合方治疗。以泻青丸清肝经之实火，肝火息而心火自宁；以交泰丸交通心肾，引浮游之虚火归元，寒温并用，调治结合，如此则实火可退，虚火归元，烦热可解，诸症自愈。

患者服药后，自觉症状若失，夜寐基本正常，来电话询问是否需要再诊。考虑到"百病皆郁，久郁必火"。本病始则起于气乱，继而气郁，终至火郁，"郁"乃贯穿病变过程始终之基本病机，遂邀其三诊以善后，以越鞠丸加味调理 7 天，随访至今未见复发。(《永炎医说》)

点评：本案以郁论治，切中病机。患者初为气功导引不当，使气乱而结滞不通，先投升阳散火汤，诸症减轻，通体畅快，烦热顿减。考原方中以柴胡八钱为君，解枢机、通使道，令人心神得宁而诸症悉解。继后的泻青丸清肝火、交泰丸之交通心肾均有利于通畅心神之使道，故郁乃心病，从心治，则如此难病也得安宁。当然，如果加上暗示疗心法可使疗效更加巩固。

超药物疗心法篇

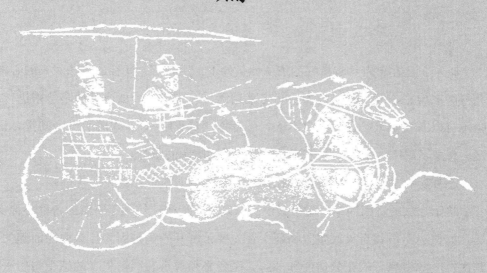

心病需要用药，特别是中医中药疗效较好且少副作用！但心病不能依赖药物，这里提供一些不需用药物的治疗心神病的方法，与一般治法和非药物疗法不同。之所以称为"超"，是因为它们在治疗方式上是一般疗法无法比拟的，同时在疗效方面也是一般疗法望尘莫及的。

以下疗法按拼音顺序排列。

一、暗示疗心法

暗示，是在患者具有良好的依从性条件下，用含蓄、间接的方法对人的心神和行为产生影响的一种治疗方法。多采用语言、手势、表情或其他暗号来进行。暗示可以来自别人，也可来自本人，后者称"自我暗示"。人的感觉、知觉、记忆、想象、思维、情感、意志等方面都能受到暗示的影响。

心神疾病常常需要药物加上暗示等综合疗法以提高疗效。

暗示疗法适宜因纠结、紧张、误解、疑心、猜测、幻觉等所致的各种心神疾病，如执迷不悟和走火入魔。临证中首先要了解其心病是因为什么原因而起的；其次，应取得患者的充分信任和理解，医者必须尊重和同情患者的感受与想法；然后再根据个体的情况，分别设计合适的暗示程序与方法。

在别人（包括医生及家人）协助下的暗示，常用的语言暗示，包括祝由之法，巧妙地运用语言，用谈心的方式，采用感同身受的情感，有意用肯定的语言暗示纠正患者的心灵偏差，让患者在不经意之中慢慢地从不良的情绪中解脱，树立新的信心。此外，还有借物暗示，这是需要借助相关的药物或现场能得到的物品进行暗示，如用安慰剂，可以发挥作用。还可以通过抽签，签上书写文字，再加以语言的有意祝说，可以解除心神症结，使豁然开朗。还可以设计一个暗室，让患者身临其境，诱导心思，假借患者亲友的形与声，致触境生情，祝说原由，开导心志，改善心思。

在没有别人帮助的情况下，也可自我暗示。冥想积极、幸福的时刻，设想康复、美满的生活，回忆过去获奖的心情……都对心病有积极治疗效果。

值得注意的是，暗示疗法的效果与患者对医生的信任度呈正相关，信任度越高，疗效就越好！其中医者在患者心中的偶像暗示很重要。为了治疗的需要，医者必须衣冠整齐，仪表不俗，有一种让人深信不疑的效应；必要时还可采取有善意的假物相欺、以谎释疑的手段，不能让患者看出破绽。当然，这种水平的医者，必须有相当的学识，有权威性和影响力，这样才能确保效果理想。

二、八段锦疗法

这是一种具有悠久历史的健身静心的方法，如果坚持不懈，疗效明显。动作名称与图示如下：①双手托天理三焦；②左右开弓似射雕；③调理脾胃须单举；④五劳七伤往后瞧；⑤摇头摆尾去心火；⑥背后七颠百病消；⑦攒拳怒目增气力；⑧两手攀足固肾腰。

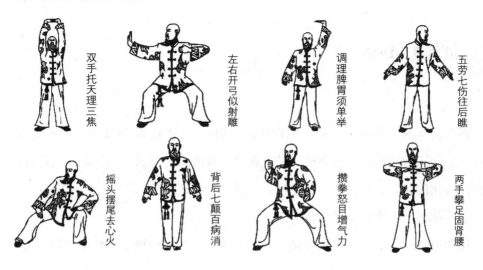

三、从欲顺志法

《灵枢·师传》云："未有逆而能治之也，夫惟顺而已矣……百姓人民，皆欲顺其志也。"明代张景岳更明确地指出："以情病者，非情不解。其在女子，必得愿遂而后可释。"清代赵濂也说："凡七情之喜惧爱憎，迨乎居室衣服，饮食玩好，皆与平昔迥乎相反者，殆非祸兆，即是病机。他人只可迎其意而婉然劝解，勿可拂其性而使更剧也。"

这是临床上常用的从欲顺志疗心法，即顺从患者的意愿，尽量满足其需求，对于常见的因小事纠结不解、烦闷不乐、失眠心悸者；或素来性情强傲，追求完美者；或情绪多变，信心失落，兴趣缺乏者，采用本法，有超药物之疗效。

举例说，对患者平生之偏好之物、急切所需之物，或钟爱之人，或一生未见过的奇物，或平生向往之人与事，或平素常乐之事，在合情合理的条件下，适时满足之，当有奇效。

四、催眠疗心法

催眠法（又称催眠术）是让你昏昏欲睡吗？不是的。催眠法至今没有定义，没有概念，只有体验。通俗地说，催眠法是一种改变心神状态的体验。它的作用是帮你淡化困扰，树立信心，让你及亲友活得更精彩强壮。

也许你仍然未懂催眠法的意义。

你知道《三国演义》的"空城计"吧！诸葛亮坐在城楼上轻松地弹琴，城门洞开，连百姓也不慌张。然而兵临城下的司马懿，很想抓住机会，破城取胜，几次他听诸葛亮的琴声，看城楼幽然清静的状态，都让他冷汗直冒，埋伏、陷阱，以及全军覆没的后果彻底打垮了他心神的防线，导致他掉转马头，夺路而逃，慌乱撤兵，踩死自伤不计其数。这是古今传颂的成功催眠应用实例。诸葛亮太了解司马氏谨慎、多疑的心神毛病，于是编织了一个催眠兵法，配合悠扬的琴声，对司马氏是充满杀机的，扰乱其心神，让他深信有伏兵的心病暴发。

其实从司马懿看到城楼那一瞬间，催眠就开始了，他再多次试图跃马攻城，情境仍未变，则将他带入了深深的催眠之中。

医者通过心病患者的个体辨证，编造特殊情况，使患者身临其境，产生心神或行为的改变，可以达到心病缓解或痊愈的效果，这也是催眠法的应用。

在我们身边的生活中，如商业销售中，保健品推销时的演讲、传销者的洗脑程序、网络行骗中的电话步骤等，都有催眠术的运用。

五、气功疗心法

气功属中医学导引吐纳范畴，包括调心、调息、调形等三方面的功夫。

气功是中华文化的瑰宝之一，因为涉及人类生命过程的诸多奥秘之处，多少年来气功的发展历经坎坷，众说纷纭，是非曲直，难以定论。但对于未知者，我们应有包容的心态，采用搁置待考之法，这才是明智的。经长期的实践检验，导引气功确是一种保健疗病之法，特别是对心病的治疗效果不可忽视。

学练气功有一定难度，如果没有正确的方法，是可能"走火入魔"，诱发心病的，故必须有高水平的气功老师指导，这里要特别警惕市场上那些别有用心的伪气功师，切莫上当受骗。

本书只能简要介绍一些练气功的基本原则。

　　气功作为一种调节心身的技能与方法，可以改善练功者的健康状态，治疗或辅助治疗一些心病。

　　气功锻炼的要点有三，即调身、调息、调心。这是北京中医药大学刘天君教授所总结的经验。调身，是指形体的姿势与动作；调息，指的是呼吸方式与调整；调心，是心神的调整与锻炼。任何一种功法都不出这三点。如道家的内丹主要以调息为主，佛学禅定主要从调心入手。

　　练功的要求，首先是静心。气功境界状态的体验，往往转瞬即逝，如果心不静，杂念无法摒除，根本无法把握，良好的气功效果只能建立在静心的基础上；其次是恒心，练气功有一个从不会到会，又从会到熟练的过程，只有坚持不懈才能获得预期的效果；第三是心悟，即练功时，自己要用心去练，才能具备所谓"悟性"。从古到今，关于气功的记载很多，但大多语焉不详，要么含混晦涩，最终仍不清楚。

　　其实，"悟"就是把知识、技巧、方法上升为练功者智慧的过程，相关诀窍，用语言是说不清楚的，用文字也无法表达准确，只是读书也不行，看老师的手法也不能完全领会，唯有自己反复操练，用心体会思考，才能达到"悟"的境界，如此就能有效。

六、动动手指疗心病

　　"十指连心"，这是每一个中国成人的经验俚语，说的是，手指与心（中华文化之心）的密切关系。这一句话至少有两个重要含义：其一是，学习任何一种技艺，必须动手，通过手指的触觉，加强心神的理解与记忆，从而使学习效果更快更好！其二是，手指对疼痛与瘙痒的感觉最灵敏，手指受伤比其他部位疼痛更剧烈；用手指搔痒，比用其他工具搔痒效果好得多，这就是"十指连心"的道理。

对于临床最常见的心烦、易怒、焦虑、心悸、多疑、幻觉、无端恐惧、注意力不集中、坐卧不安，失眠、多梦、伤心爱哭、胸胁胀闷、不幸福等表现（经过多方仪器检查都说正常），中医称为"心病"。要治疗心病，只靠服药打针还不行，建议通过练习手指的灵活性，达到治愈心病的目的，具体方法是：

1. 学点乐器　有条件的可学习一种动手指的乐器，如小提琴、二胡、京胡、板胡、琵琶、三弦、马头琴、月琴、钢琴、电子琴等，通过心脑与十指之配合，有非常好的畅情宁心的作用。必须说明的是，乐器演奏的好不好、水平高低没关系，都有疗心病效果。

2. 织织毛衣　有空闲时间，学习织毛衣也很有效。织毛衣毛裤，也可织帽子、袜子、鞋子……这是多少年前的传统生活方式，现代多用机器代劳。其实，这种手工方法，具有静心安神、除烦躁、解寂寞作用，也是传达感情的方式。你想想，为心爱的人织一件毛衣，穿在身上，暖在心里，千针万线寄托人间情谊。难怪，当年英国首相丘吉尔"二战"时，决战前夜他是用织毛衣的办法，使之冷静，驱赶紧张心情。后来，他享年91岁，可谓高龄。

3. 玩玩珠算　中国人从小学珠算者不少，珠算除了它的计数的价值之外，还有独特的提高心神智力的作用。大脑，中医称为"元神之府"，属心的功能范畴。据报道，瑞典有一个珠算俱乐部，他们的口号是"珠动，心动，十指连心"。打算盘可以延缓脑细胞退化，具有促进思维灵敏、增强记忆力的作用。

心病患者最好练习左右手交替拨打，或站立式双手拨珠，两脚配合晃动时效果更好。这就是中医所说的"移情益智"吧！

七、发呆冥想法

发呆：人人都有过的经历与感受。

真正有益的发呆，是处在自然地没有思考，安静不动，忘记一切烦恼和忧愁的时候。发呆几分钟后，会感到非常轻松愉快，因为发呆是一种静心放松的休息方法。

在云南丽江束河镇，溪水流淌的河边，那些吃饭、喝酒、品茶的小店外面招牌上都有"发呆"的字样以招揽游客。

国际上把发呆类比冥想。亚里士多德说过："幸福要靠自己。"研究发现，确实可以通过冥想之类的活动来培养一个感觉更幸福的大脑（元神之府）。

虽然科学家已经知道哪些激素能制造出诸如幸福、快乐之类的心情，但我们至今不知道幸福感从何而来，中医学认为是从心神而来。发呆与冥想，使心神在真正意义上的安静，"静则复命"，心神立即在冷静中复常，故特别有满足感，并常在此时暴发创新灵感。

一项跨国联合研究显示，经常冥想不仅能放松身心，而且还能保持大脑活力，有助于预防老年性痴呆症等失忆病症。冥想治疗抑郁症的效果超过一切药物。

八、欢笑开心法

笑，无师自通。刚出生的婴儿，没人教，就会笑。

笑是心神的产物。《论语·宪问》中有"乐然后笑"的记载，指欢乐时自然之笑，先应该有心情喜悦而后开颜。患有心病的人，因为不开心，所以很难有欢笑，有时勉强一笑也可能是苦笑、冷笑、皮笑肉不笑。因此，只有欢笑才能让你开心，让心病不药而愈。

笑声随处可闻，似乎一钱不值，但要想搏得一笑也不那么容易。我们天天看电视上的小品、相声、节目，编导及演员不知花了多少心思，其目的就在追求观众一笑。

"笑一笑,十年少",笑具有防病保健作用。用笑声来治疗疾病,称为"笑疗"。它既无服药之苦,又不必遭手术之痛,笑声就在你心中,取之不尽,用之不竭,尤其是各种心情郁闷者,开心一笑,胜过一切药物和方法。

欢笑可以治疗诸多心病,据挪威科学家研究发现,人的右脑是笑的指挥中心,中医称脑为元神之府,为心神之一,主宰笑与不笑。如果一个人右脑受损伤,当健康人捧腹大笑时,他也会无动于衷。观察证实,笑可以使膈肌、胸腹、心肺得到有益的运动锻炼,促使深呼吸,让肺泡扩张,增加肺活量;笑还可以使血循环加快,脉搏加快有力,收缩压升高;笑可以让胃肠道血供充足,帮助消化与吸收,增进食欲;笑可以调节植物神经功能,使心情、肌肉放松,令疼痛与瘙痒减轻。同时,笑还可以提高机体的免疫力。

欧洲有一句谚语:"一个小丑进城,胜过一打医生。"笑可以缓解许多疾病,可以收到"一笑了之"的疗效。如有人在"心想不能事成"时出现胸闷、胸胀、胁疼、胸部压迫感,或胃腹胀满、食不知味,或莫名发怒、心烦失眠、坐卧不安、心悸无力等都可采用"笑疗"之法。

万一你找不到笑的理由,这就要有意去制造!平时我们常说"笑料",要想获得欢心之笑,还必须如搞烹饪一样准备一点"作料",加一点辣椒、花椒、姜蒜,立即就胃口大开!其实在我们的身边有大量的"笑料"可用。关键是你要走出去,有兴趣听一则故事,看一则相声、小品,读一篇古今中外的笑话、幽默……立刻会让您有难以言表的笑意!

看来,为了你的心病能早些康复,不要待在家里,不要忘了这与生俱来的欢笑,为自己暗暗地笑,保健益寿;对别人微笑,四海逢春。真正欢快的笑,祝您健康!

九、讲个故事给人听

不少人不敢在别人面前说话，或一说话就紧张脸红，这是不自信的表现，往往是许多心病的根源。建议你大胆地把你见到的、听到的讲给人听，也许能渐渐地找回了自信！

故事人人爱听，故事有许多功劳，其中之一就是治疗各种心病！

电视上看过"喜羊羊"的故事吧？！儿时听过"熊家婆"的故事吧？！这些故事让很多人明白了道理！学会了为人处世，树立了自己的人生观、价值观！

庄子是中华文化史上最会讲故事的人。他把世上许多事情，甚至是深奥的哲学道理都用故事的方式说出来，讲得是奇妙而生动，让历代多少人倾倒，其实都是他有目的地瞎编的寓言故事。

假如你心中烦闷，说不出有什么事情让你快乐不起来，有时不愿与亲友来往，过去爱做的事也没有心思去做了，这也许是心病的苗头。此时，劝你试着讲个故事给人听，随时随地都可以，如家人、同事、邻居，把你近来身边琐碎小事，说给他们听，故事的内容允许"添油加醋"，尽量能绘声绘色，只要不危害社会与他人都可以，甚至有意编造笑话与童话来讲，原则是只要开心愉快就行！

心病是像感冒一样人人都可能患的常见病，对于健康人来说，平时也应多练习讲故事。当你把故事讲得惟妙惟肖、生动有趣时，你会发现你的人缘好多了，不知不觉，睡眠、精神状况大不一样，心神病必然远离了。总之，合适的环境，加一个轻松的故事，生活中的烦恼都将迎刃而解。

十、交友疗心法

有学者权威性地论断说"人是一种群居动物",必须多交朋友,否则有可能染上心神疾病。

交友,是一个宽泛的词,除交往一般朋友之外,家庭亲友互动、尽孝、恋爱、学习、求教、商业、演讲……都是广义之交友。

有的人自觉安好,健康无恙,但从某一段时间开始,渐渐地过去的好友电话约他去郊游,或钓鱼,他都不愿去了,觉得去不去没有关系,其实这就是某些心神疾病的开始,久而久之,则一个人待在家里看电视、睡懒觉、刷微信,晚上1点都没有睡意,失眠了,茶饭不思,不愿见人,甚至消瘦乏力,头晕脑胀,连夫妻生活都力不从心了……心烦易怒,慌乱无助,痛苦,崩溃!看看这多危险!这就是众多心病的发生、发展过程。

其实,只要你勇敢地走出去,到朋友中去,到同事中去,走亲戚家去,与隔壁邻居、大伯大妈,碰见时多招呼几句,同他们一起玩、一起说、一起笑,听别人摆谈明星的花边新闻,同兄弟伙伴、闺密去吃一家馆子,说不定心中的烦闷会不药而愈,那就是交友养心的功劳。

适时交友是实现人生价值,找回自我信心的最好方法。

君不见,一些颇有风度的当权者,一朝退休,脱离了多年交往的朋友,不到3个月,脸色都变了;有的全职太太,成天只在家带孩子,做家务,一年下来,遇见过去的同事,人家都认不出来了;有些风光的富家小姐,别墅园林,衣食无忧,不需劳碌,身无工作,养尊处优,分不清白天与黑夜,遂致骨瘦如柴、弱不禁风,虽搽脂抹粉也难显青春之美貌,严重时坠至狂躁失志的深渊。这种种人间悲剧,皆因缺失朋友交流之过!

　　每个人，皆为自然生物，必须时刻与人交流，否则，心神与形体都会生病！

　　我们平时都会发现，为人服务，帮助别人解决困难；有工作，上班，做一些力所能及的事，时间过得快一些。除了有养家糊口的收入外，精神上感到充实，心情愉快，并因此获得成就感，有奔头，有理想，有信念！

　　如果你还远离朋友，赶快参与其中，去服务社会，实现自我，广交朋友吧！

十一、静心观息法

　　心最宜静。诸葛亮说："宁静以致远。""宁"是宁心，宁静就是心静，心能静下来，生命过程才能更久远。苏洵《心术》云"为将之道，当先用心……一静可以制百动。"

　　心静而不是寂寞，平时做一件事，心无旁骛，寄托在所做的事业上，即是"守一""笃诚""涅槃"的境界，内心无法按捺的职业热情也是一种动态的心静。

　　什么方法能让您心静，其实很简单。坐，静坐是最好的方法。坐下，是入静的第一步。只坐不静，徒劳！

　　儒家提倡静坐，静坐要省察克治，静坐能使心清静收敛，从而克服自我私欲产生，通过静坐能顿悟明心见性，得道成真。《庄子·大宗师》有"坐忘"，佛家有"坐禅"，都要求坐，坐其位、静其心就行了。不能刻意去追求静，刻意去追求，心就已不"静"了。

　　找一个相对清静少杂音的地方，平静地坐下来，或平躺在床、沙发或椅子上，平卧、侧卧均可，以自己舒适为好，胸腹部盖上软被，以免受凉。此外，打坐、练太极、五禽戏、八段锦、钓鱼等也可以用。

　　先自主安静，万事暂不去想。调匀呼吸，闭上双眼。一分钟后开始关注鼻孔之呼吸气流，体验鼻中气流经过人中的温度与速度。不必数一到十，只是用心去体验自己的气息。初练时，常常杂念频生，没关系，到一定时候，只要杂念不生，多在 3 分钟之内入静，有的人睡着了，有的人虽然未睡着，只要心念牢牢地关注呼吸，就一定能成功地达到心静。这里说的心念专注地看住呼吸，是自然的、轻松的，不可强迫捆绑，如有"赶快入静"的意愿，那就错了。因为，真正达到安静时，即使一刹那，都可以产生顿悟。这种安静是无法培养与说教的，刻意去静心，只会让心变得僵固。

修炼静心观息法，时间半小时左右。

功能：增进身体健康，增强智力和认知能力。少数人甚至获得常人不可企及的能力，多数人有改善睡眠、头脑清醒、记忆增强的作用。

十二、快步运动法

运动锻炼的方式很多，都有不同程度的强身健体作用，经过多年观察和实践发现，行走是人类最好的运动方式之一。有研究表明，快步运动法对诸多心神疾病有确切的治疗作用。一般，每天半小时，快步平地户外运动，以微汗为度，坚持不懈，风雨无阻，必有好处。因为步行不需任何条件，只要有脚走路都行。

第一天快步走，你会觉得，走 15 分钟开始全身发热，再走 15 分钟出一点点汗。第二天你会感到下肢肌肉酸疼，但头脑清醒，精力充沛，饮食与消化都有改善。坚持 6 ～ 8 周后，你会发现身体更强壮，说话的声音都宏亮得多，同时耐力增加，如果体力允许，可以把快步走改为慢跑，老年人体弱者最好不跑，也不要爬山过多。

患有各种心神病的人，如失眠多梦、情绪烦躁、易怒等，最好能邀约年龄与体力相差不大的朋友一起走，每天定时、定量（行走时间太长并不好），下小雨，撑着伞也要去走。

快步走的好处在于锻炼全身肌肉，享受大自然的景色，沟通人与人之间的情感，了解社会的冷暖关系，找回人生的乐趣，提高对生活、对疾病康复的信心，对于心病治疗，好处太多了。

十三、明德养心法

"明德"，这是一个很大的题目，本书不可能展开讲，但作为治疗"心病"的方法，又不得不提出这个问题。简而言之，这里仅把"明德"作为"自知自明"的起点，每个人，首先要提高对自己的认识水平，否则就会成为许多"心病"的根源。这与中华传统文化所说的"格物""致知""诚意""正心""修身""齐家""治国""平天下"有关。可见这个问题之大，只要成为一个人，都有贵贱贫富之分，都与这些做什么人的问题脱不了干系。

处于"四书"之首的《大学》，第一段第一、二句就是"大学之道，在明明德……""明明德"，第一个明是动词，第二个明作形容词，说的是教导你，做人是本分，这是对一个人的起码要求，培养正确的人生观、价值观、社会观、自然观，是防治诸多心神疾病的求本之策。

《素问·上古天真论》云："嗜欲不能劳其目，淫邪不能惑其心。"在纷繁的社会因素中，只有强大的明德心神宁静，才能抵御各种杂念、情思、高官厚禄的干扰。正如孙真人所言："众人大言我小语，众人多繁我小记，众人悖暴我不怒，不以事累意，不临时俗之仪，淡然无为，神气自满，此为不死之药。"（《千金翼方·养性禁忌》）

总之，心神明德是一个人的人格、修养、素质的大问题，属于正念疗心法，如果为人处世过于自私、贪婪、自傲……其心灵怎能平静？心病必然接踵而至。

十四、情趣疗心法

　　人生多一些职业之外的爱好与情趣，是休闲养心的最好方式，对于健康防病有不可替代的作用。对于心神病患者，以及具有心神病倾向的人群更是必不可少的超药物疗法。

　　尤其是那些做全职太太者，没有职业与工作者，或者是退休养老的人，因为全天休息，养尊处优，游手好闲，导致精神无所寄托，是心病的高发群体，亟须情趣休闲法治疗。

　　情趣休闲是一种生存状态，一种人生境界。过去，温饱未逮，很少人谈情趣，更无法休闲。而今，情趣休闲已不是少数人的特权，而是大众追求的生活目标。但是休闲不是躺下睡懒觉，也不是天天看电视、玩手机，当然更不是生命的休止。休闲必须具有情与趣，必须作息自然，动而不累，合理安排，否则损害健康，干扰心神。

　　情趣休闲选项范围很广，如音乐、书法、绘画、阅读属于最佳的情趣休闲，本书已有专论；本文只介绍麻将、棋弈、钓鱼的简要功能，读者可根据自己的选项再去学习与体验。

1. 麻将牌

　　俗话说："扑克好玩，棋艺无穷，天下娱乐，麻将称雄。"的确，麻将牌不分年龄，不论贫富，哪怕一字不识，五音不辨，也都会打麻将；有的人老年痴呆，亲友都忘记了，但就是能搓麻将。

　　麻将历史悠久，雅俗共赏，老少咸宜。传说麻将是李清照编制的。麻将之魅力来自其博弈性、娱乐性、机遇性、竞技性，还有观赏性、艺术性，蕴藏着几乎永不重复的、无穷无尽的、莫名诡计的变化；麻将能抓住人的心神，让你痴迷，令你沉醉，逗你恋战，最终叫你在喜怒哀乐之中欲罢不能，产生一种在现实与梦幻中游走的感觉。就麻将的普及程度和功效，如果李清照还在世，颁发一个诺贝尔和平奖，我看也是货真价实。

如果你有一点兴趣，参加一些麻将的娱乐活动，时间不要太长，切忌熬夜，反对赌博。它既可以培养你的思维方法，提高智力，还可以让你忘记琐事与烦恼，找回生活的信心与乐趣，治疗各种不同程度的心神疾病。

此外，麻将还是一面魔镜，参与者的性格、人品、修养和心态都会在麻将桌上有所表现，因此，也有一定培养良好品行素质的作用。

2. 围棋与象棋

围棋和象棋起源于中国，兴盛于东南亚，现已传遍全世界。《橘中秘·全旨》中说："棋虽曲艺，义颇精微。必专心然后有得，必合法然后能趣。"不论什么棋，包括国际象棋、跳棋等，都是一种开发智力的心神竞技活动，它对治心神方面的疾病都有很好效果。

传说围棋是古代圣人尧发明的，故有"尧造围棋，教子丹朱"的记载。它是数千年来我们祖先的思维和经验的结晶，具有开发智力、陶冶性情的作用。

象棋在我国普及程度最高，有悠久的历史和丰富的内涵，集文化、军事、艺术、哲理、科学等为一体，是古今最高尚的体育活动之一，被誉为"休闲式的战斗"。那引人入胜的棋局，构思巧妙的阵势，不仅可以寄托精神、调畅情志、养心益智，而且还可以治疗心神疾病，达到排忧、入静、解郁的作用，是一种著名的超药物疗法。

3. 钓鱼

钓鱼是一项斗智斗勇的情趣休闲活动。随着社会进步，钓鱼由早年一种有生存本领发展为一种娱乐、休闲之功的体育运动。因钓鱼的普及极广，有关钓鱼方面的社会组织，以及相关产业都蓬勃发展，方兴未艾。

钓鱼包括有溪流钓、江河钓、海洋钓、夜钓、冰钓等。钓鱼活动源远流长，蕴藏特殊的学问，有理论，有实践，有经验，相关问题都有专著论及可阅，本文不赘。

在这里，主要谈谈钓鱼对于心神病患者的好处。

万一你某天开始坐立不安，似乎做事缺乏往日之兴趣时，建议你邀约几个朋友去郊外钓鱼，只要你坐得住一小时，专注浮漂的动静，能钓上一条小鱼，那就胜利了。体验钓鱼过程中的那种宁静状态，必然让你当晚睡眠香甜！

把钓鱼作为一种情趣休闲，完全摆脱你在办公室、社交场上和讲台上的紧张心态。去想一想当地的鱼情、水情、场地，选好一个上佳的钓位，坐下来，学一点钓饵的原料与制作，做窝的技巧。接下来就是抛竿，注意扬竿的角度、轻重，紧盯漂讯的判读。一般来说，漂讯的预警信号是：漂上升点点，然后是很有力地往下一顿，这是鱼儿吞吸饵食入口的最佳信号，钓者应不失时机地抬竿，然后提鱼，滑水……

当然，不同的鱼种，漂讯信号不一样。经验认为："大鱼吃食稳，越大越稳。"因为鱼越大，下沉动作越慢，鲤鱼、鲫鱼、草鱼吃饵时，你看到的漂讯是不一样的，这需要你的静心品味操作与体悟，并在这一系列过程中达到宁静、休闲、恬恢、欢乐与获得的目的。不知不觉中，原来的不良心境也云开雾散了。

十五、却忙正心法

忙是我们这个时代的特色，大家都在分秒必争。

很多人埋怨自己太忙，忙得都没时间想一想："我姓什么？"

其实"忙"与"闲"只是人们自己的感觉，"没时间"那是世上最为可耻的谎言，每个人每天都拥有满满的 24 小时，没人会少一秒，世界上最平等的只有一种，那就是时间！

的确，有些人匆忙从办公室冲向健身房，叫外卖，再去吃晚餐，三餐吃啥？唯恐不营养，害怕活不到 100 岁，到了晚上 12 点，还有手机、电视没看……甚至骄傲地炫耀自己忙碌不堪的日程安排。

每件事情都重要，忙碌的人主要是分不清轻重缓急，没有自我，所以瞎忙。"忙"字是一个竖心加一个"亡"字，其造字意义是亡掉了自我的"心"，心神都没有了，这全身怎能平安呢？故很多疾病的治疗都需要"却忙正心"。

避免忙碌并不容易，尤其是在浮躁的社会环境中，工作单位、家庭生活、学习、考核、晋升、生病与灾害、人际关系……每个人都会面临。怎么修炼才能做到虽然事多，但又不会觉得忙呢？

这就是"却忙"，是"修身"，治本在于"正心"。"忙"是因为失落了自我之心。

对于生命过程，人之身只是一个躯壳，只有暂时的使用权，人之心才是真正的生命之我。正如曾子在《大学》中说："欲齐其家者，先修其身；欲修其身者，先正其心。"文中的中心思想是"修身的重点在正其心"。身体这躯壳整天忙得辫子不沾背，根本在于心不健康，心神正平，关注当下，少为过去和将来而纠结，今天集中精力办好一件重要事，其他是相对小事，放一下明天再说，这就不会忙得一事无成了。

对于忙碌者来说，你还没当上联合国秘书长吧！悠着点，慢着点，静一静，想一想，该那么忙吗？十分才智留两分，留下几分给子孙！

十六、仁心疗法

"仁心仁术"，多少年来，人们喜用这四个字来赞誉医生的德行！仁心，"仁"是儒家的最高境界，仁是广义的爱。加在"心"之前，说明不是一般的心思了。心病难辨，治疗也难以获效！这就要求医者必须先有"仁心"的修炼！特别是对心病的诊疗。心病的特殊性是"不在脏腑，不变躯形，诊之而疑，不知病名"（《素问·疏五过论》）。现代检查，大都是正常的，让人百思不得其解。医者只有用百倍于一般疾病的心思，去爱护，去救助，才有可能获得疗效。

在这个问题上，《黄帝内经》多有专论，有的是说持针时的注意事项，其实具有普遍的仁心疗心意义。医者在诊疗过程中用心的程度，要达到什么境界，这对疗效至关重要。如《素问·宝命全形论》说："如临深渊，手如握虎，神无营于众物。"《素问·针解》进一步解释说："如临深渊者，不敢堕也。手如握虎者，欲其壮也。神无营于众物者，静志观病人，无左右视也。"《灵枢·终始》提出了有利于医者专心的具体做法，说："深居静处，占神往来，闭户塞牖，魂魄不散，专意一神，精气之分，毋闻人声，以收其精，必其一神，令志在针。浅而留之，微而浮之，以移其神，气至乃休。"尤其是对于有心病的患者应耐心开导，深入细致，要求"闭户塞牖，系之病者，数问其情，以从其意"（《素问·移精变气论》）。这些都是医者仁心应该做到的。归纳起来有如下四点：

（1）诚心：大医精诚，首先要做到诚心，才可能达到精的水平。真诚不虚伪，掏心掏肺对待患者，使心病者放心、信任，有安全感。

（2）静心：心无旁骛，一心一意对待你接诊的患者。

（3）善心：慈悲为怀，把患者的痛苦当作自己的病疾而悯惜。

（4）精心：认真四诊，一丝不苟，不放掉临床上的任何蛛丝马迹，做到准确诊断，及时治疗。并帮助家人配合治疗。

有了这四心，以医者之心神可治愈病家之心病。

十七、日光疗心法

"阳气者，若天与日，失其所则折寿而不彰。"《黄帝内经》强调认为，太阳所释放的阳热，是驱逐一切阴暗的利器，也是一切生命过程不可缺少的元素。对很多心病，如郁病、焦虑、阳虚、畏寒、疼痛、瘙痒，适当增加日光照射均有一定的治疗作用。倘处阴雨连绵、日月不开的季节，或长期在地下暗室工作，均宜多做户外活动，接受日光照射。如条件不允许，采用灯光照明也可以，让光亮的环境改善心情，提高对美好追求的兴趣。

如配合沙滩浴、海滨浴，更能使人心旷神怡。

十八、书写静心法

当你心烦意乱、精神紧张，或自己感到工作学习的压力大，身心都累，不妨停下来，工整地抄录一段诗歌或美文，慢一点，一笔一画，写清晰即可，写的不好也没关系。一般只需10分钟即停，每天坚持1～2次，你会发现，书写时你的心暂时宁静了，不那么累了。

如果有那么一点心情，临摹一种自己喜欢的字帖，效果更好。

楷书选欧阳询、虞世南、褚遂良、颜真卿、柳公权的字帖，端正工整，结体严谨，方正稳健。书写时应该端坐沉着，一丝不苟。写楷书，利于忙碌、焦躁、易怒者，有镇心安神的作用。

行书，选王羲之《兰亭序》、黄庭坚《松风阁》、米芾《蜀素帖》，字体灵活多变，自然随意，利于心情不快、抑郁焦虑者，有舒肝理气、怡情畅怀的作用。

草书，选张旭《肚痛帖》、怀素《自叙帖》、孙过庭《书谱》、祝允明《赤壁赋》、文征明《滕王阁序》、岳飞《出师表》，体势奔放，利于阳虚阴胜、嗜睡乏力、兴趣失落者，有振奋精神、通阳壮胆的作用。

十九、太极拳疗法

太极拳是中华民族原创的，属于道家养生功，具有锻炼精神、思想、体质和防身自卫的功能。在练习太极拳过程中可使动作、呼吸、脏腑功能协调有序，心神宁静，以致整体生命质量提高。

有关资深专家认为，太极拳在理论上与黄帝、老子的思想密切相关，与阴阳学说形影不离，在技艺上依据《孙子兵法》和力学、气功以及中华岐黄医学。要想学好太极拳，必须具有较为广泛的中国文化素养作基础，对国学经典应有所了解。

据《太极拳理传真》一书的作者张义敬老先生介绍，学练太极拳有啥好处呢？他体会到，现代的白领知识分子体质不好，病较多，都是长期过度用脑，内伤心神造成的，加上身体缺乏适当的体力锻炼。不少人虽然正常上班、学习，实际上是带病上阵，亚健康，勉为其难，工作效率不高，状态差，身体重滞不通，内心痛苦不快。当他自己练了几年太极拳后，不仅身心轻松，而且在演奏小提琴时，手指弹性大大增加，指头在弦上的触觉也异常灵敏；右手运弓的原理，也和太极拳的轻、柔、节节贯穿相吻合，从而大大提高了演奏水平。如同农民担水、挖地，工人拉锯、用锤一样，倘能运用太极拳原理，也能收到不易疲劳和延缓疲倦的效果。几十年前，他曾下放农村，不少人挖土第一天，满手血疱，疼痛难忍，而他几年劳作下来，手上从不起疱，连硬趼也少，而且干农活比别人力气大。其原因是他运用了太极拳原理，握锄把应松一点，挥动锄头时应该用全身协调的柔劲，不能只用手上局部的硬力。

张先生在青年时期学习小提琴，长期夜生活，阴阳颠倒，患上了失眠、肠胃病、风湿病，还经常感冒，弱不禁风，吃药、打针不计其数。延医很多，都不见效，苦恼不堪，加上心情紧张、病情加重。当他走投无路时，便想到重练太极拳，以提高自己体质的防病能力。不到 3 个月，上述三种病相继好了，感冒也少了。自觉坚持太极拳之后，全身有一种从未有过的轻松舒适感，同时增加了自豪与信心。

关于如何学拳，张先生说，拳要坚持练，更要养。练是练体，经过反复练习，使遍体松柔，体质强健，这是一种功夫。养，是养气、养神，包括读书学习，提高文化修养。

年老体弱者，当练拳为主，可以量力而行，步子可以稍小一些，架子紧凑一点，每势只求意到，以免体力消耗过多，加上养气、养神之法效果更好。

太极拳对我们的日常生活处处有用。它能留住青春，使面色红润，活力倍增；能抵御疾病，减肥益智，延缓衰老，使我们在生活状态中轻松愉快。如果还要达到更高的境界，著名作家金庸在为《吴家太极拳》一书写的"跋"中说：

"练太极拳，练的主要不是拳脚功夫，而是头脑中、心灵中的功夫。如果说'以智胜力'，恐怕还是说得浅了，最高境界的太极拳，甚至不求发展头脑中的'智'，而是修养一种平和冲淡的人生境界；不是'以柔克刚'，而是根本不求'克'。头脑（心中的元神－作者注）中时时存在着一个'克制对手'的念头，恐怕练不到太极拳的上乘境界，甚至存着一个'练到上乘境界'的念头去练拳，也就不能达到这境界罢。"此言之意与"无为则无不为"和"心即是佛"同理。

太极拳之理是一种学问，人人都能练好并取得效果，但不可刻意地去追求，只可用心去体悟修练，功到自然成。当然应该请正规确有真功夫的老师指导，加上自己的心意。我们老祖宗所留传的这份珍贵遗产，一定能在心病的治疗中发挥应有的作用！

二十、甜睡养心法

子夜睡好觉，健康最需要。睡眠对维持生命过程的重要性如同空气、水和食物一样，必不可少。正如达·芬奇说："人生第一道美餐就是睡眠。"它能治疗很多心神疾病。

甜睡、深睡，指质量很高的睡眠，睡后全身轻松，精神百倍。

睡觉人人都会，不需要学习，看看婴儿，从来没学过睡觉，一天能睡 20 小时。为什么世界上有那么多人睡不着呢？原因就是心未静，这是一种心病在作怪。所以，失眠常因心病起，一场甜睡能静心，调整好你的睡眠，确是一首治疗心病的良方。

2017 年诺贝尔生理学或医学奖授予了美国遗传学家杰弗里·霍尔、迈克尔·罗斯巴什和迈克尔·杨，因为他们发现了昼夜节律的分子机制。所谓昼夜节律，也就是我们平常说的生物钟。一切生物都是通过生物钟来帮助自身适应环境的变化。

对于人类而言，生物钟紊乱会引发许多健康问题，最常见的就是熬夜、三班倒、倒时差。现代生活快节奏的不良生活方式，很难与人们的生物钟保持一致。日落而息，该睡觉而不能睡，或有意识地娱乐玩耍，强夺了睡眠时间，意味着：身体需要睡觉的时候，眼睛和元神之府希望处在黑暗的时候，它们却被暴露在强光五色之中，无法休整，导致发生许多心神疾病。如睡眠障碍，表现为感觉非常疲乏，想睡又睡不着；其他如记忆力、注意力减退，协调力变差，认识能力降低，情绪易于激动，胃口不好等接踵而至。

如何才能睡得香甜呢?

（1）每天睡眠必须守时。定时上床睡觉，包括夜间觉和午睡，保护自己健康的生物钟。因为睡眠受太阳、地球、月亮的公转磁场引力的影响，所以每晚10点到次日的4点的入睡质量最高，效果最好！当然，治疗心病的作用也更好！

（2）先睡心，后睡眼。闭上双眼，开始睡觉，这是睡个好觉的起码要求。但是，真正要达到高质量的睡眠，在闭上双眼之前，就要先静自己的心，因为心不静，东想西想，即使闭眼也很难入睡，更难睡得香。

（3）睡前不能吃得过饱。"胃不和，则卧不安。"肠胃不舒服常常是影响睡眠质量的罪魁，吃得过多，腹胀，胃痛，肚里鸣响，甚至嗳气、冒酸，肯定会心烦难眠，即使勉强入睡，也会噩梦多多，醒来头晕不清，没精打采。

能促进睡眠的方法很多，有时也是因人而异，你可以按自己的方法去体验，找到适合自己的方法更好！

为了人们的睡眠问题，全世界科学家们做了多年研究，证实甜睡的确对诸多心病的治疗有益。研究认为，良好而充足的睡眠能保护元神之府（大脑），可以补充神经元之间的递质，对焦虑、抑郁、阿尔茨海默症等这些心神病有较好的治疗作用。

二十一、闲聊解闷法

如果你有吹空话的闲心，那么一定不会郁闷。对于工作、学习紧张的人来说，找时间与同事、亲友、邻居，吹吹与你从事的专业和工作学习无关的话题，传播一些小道消息（不损害社会和他人利益），甚至闲聊人家的服饰、明星的生活趣事，可以缓解精神压力，治疗胸胁郁闷，令人放松愉悦！

其实，你可以发现，在农村，在小区，有不少老太识字不多，但她们聚在一起，摆谈家常，聊西家长东家短，炫耀儿孙的光彩业绩，一年四季，不管晴天下雨，都有那么多话可说，说得起劲时，也不少嬉笑捧腹！还传播人间礼义廉耻的正能量，这就是一种健康心理、精神交流！每一个人必须有，少了这种情感交流，或有的人不愿与人交流，长时间一人在家读书、看手机、看电视、玩游戏……久而久之，常会诱发许多难治性郁病与心病！

有研究发现，广交朋友，多参加集体活动，和陌生人聊天令人愉悦，练习主动出击，这是一种有效的疗心病方法。

人类是一种群居动物，互相之间的语言、情感、肢体交流十分重要。曹操曾留下一句千古名言："何以解忧，唯有杜康。"一杯酒下肚，那话匣子就打开了，特别是喝到微醉时，乃"酒后出真言"，与人掏心的闲聊，有种难以用文字描述的欣快感，在这种心态中，何郁之有呢？

二十二、写则日记来疗心

人生的每一天，无论男女老幼，也不论高低贵贱，还是富商与穷汉，都有那么一些说不尽、道不完的家常俚事、人际恩怨，想不通，弄不明，有的给你欢乐，有的给你烦恼，甚至有的会给你留下难以赶走的痛苦、胸闷与不解……其实，这诸多莫名之感受都是生命过程的必然，绝不是在你身边才有的偶然，要不然怎么会有"家家都有一本难念的经"这句至理名言呢？！

有一种最简单的方法，它能化解你胸中的郁闷，那就是坐下来，拿起笔，写一则小小的日记，描绘你今天最有感触的小事！字多字少没关系，别字错字也可以，如果记不清那字写法，画一符号代替也行。试一试，坚持一周看有啥效果？！说不定，你那心中之闷，就轻多了！

写日记并非作家的专利，与道家、佛教修行一样，道法由心，是一种珍惜时日、洞察生命奥秘的方法，日记给自己看，不求印刷，不必发表，它用专注、轻松、活泼和开阔的心态去聆听自我本心真实的声音。

不少写日记的实践者，通过无拘无束的乱写乱画，会给你带来最大的喜悦和从来没有获得过的享受，像"静坐"一样的放松，也像慢步实现了亲情交流。原来，我的这一天活得如此美妙而精彩！

在21世纪的今天，以浪漫著称的法国仍有300多万"日记族"顶着数码狂潮的冲击，孜孜不倦地书写一个属于自己的纯手工创作，用字词记录下生活的欣喜、烦恼、人生大事或鸡毛蒜皮，仍是排名靠前的"法式生活艺术"。研究发现，比起讲话，人脑在写作时更容易控制感情波动，每天写则日记就是给大脑做长期保健。意大利心理学家乔瓦尼·法瓦先前一项研究显示，写日记的确能让人高兴起来。他自己也经常在日记里记下三个孩子的趣事，虽然有时会觉得他们"特别讨厌"，但写日记、看日记还是觉得十分幸福。而今的社会，文盲很少，只要识字，建议你放下手机，关掉电视，大胆地拿起笔来，10分钟足够，不要停笔，不要修改，更不要追求辞藻，让手中之笔在纸上奔跑，放弃各种欲望，卸下完美主义的包袱，享受自由书写的狂欢吧！

当你心绪不安、心烦意乱时，坐下来写，较之刷微信、看手机舒服一百倍。因为书写是人类数千年积累的能力，经常练习，可以找到人生困惑的解答，回归内心深处的平静，舒缓郁闷心情，化解人际困境，破除无端奢望！看看历代书法家，都比一般人长寿健康，这就是书写的魅力！

可能有人会说，"我小学文化水平，恐怕不行啊！"这是无信心地乱说！只要有一张手掌大的纸，一支笔，够了，马上开始吧！你一定能行的！

当然，如果你的日记写好了，同样可以发表、出书，自己写时好玩、乐己，旁人读了展颜开怀，何乐而不为呢？

二十三、辛味通心法

《说文解字》云："秋时万物成而孰，金刚味辛，辛痛而泣出。"辛味，俗即辣也。在中药的辛味药具有发散外邪、行气活血和通阳解闷的作用。解表药、行气药、活血化瘀药、祛风燥湿药、温里祛寒药等多具辛味，有芳香化湿、芳香辟秽、芳香开窍芳香醒神的功能。《素问·脏气法时论》记载："肾苦燥，急食辛以润之，开腠理，致津液，通气也。"强调辛味药在"通"字上的作用。即使是滋补肾精的药，如菟丝子、淫羊藿、巴戟天之辛都有以补为通、振奋心阳的作用。《本草新编》言菟丝子"归心经，能补心"，在心病的治疗中不可忽视。

古代的辛味，指葱、姜、蒜、花椒、桂皮、茱萸、韭、薤、芥子等刺激性味。辣椒的文献记载是在明代以后，如明《遵生八笺》（1591）中，辣椒还只是一种观赏花卉。康熙十年（1671）绍兴府的《山阴县志》载有："辣茄，红色，状如菱，可以代椒。"这是当今具有辛味代表的辣椒的最早文献记载，中国南方多湿，且湖南、贵州、四川雾多山高也寒冷，故嗜辛辣通阳温里以御寒湿。

研究认为，辣椒素能刺激唾液分泌，可增进食欲，促进血循环而壮阳，令人兴奋，大振精神，故多"吃辣上瘾"，这与辛味通心阳、畅使道有关。《黄帝内经》认为："阳气者，若天与日。"辛能补阳、通阳，好似普照大地的太阳，日光浴，郊外畅游，可以调节人体免疫，增进健康。治疗心病时，不忘加少量辛味之药以增效，如麻黄、桂枝、附子、干姜、细辛、川芎、独活、白芷、柴胡、薄荷、苍术、陈皮、乌药、香附、石菖蒲、郁金、麝香、安息香等。适当吃点芳香辣味食物对心病的防治也大有裨益。

二十四、信仰疗心法

信仰是人对于无限、永恒、生命价值与意义的追求，信仰深深根植于人性之中，是一个人活着的精神寄托，也是人的心灵归属。道德的源头是信仰，缺乏信仰，就会缺少道德底线，就会肆无忌惮、无所敬畏、廉耻错位。

信仰是形而上的，是人们特别长远的思考。虽然信仰无形无味，看不见，摸不着，但是它又实际存在。没有信仰，让你心神不定，方向不明，处世学习缺乏信心，对生活感受不到幸福与快乐！甚至对生命的意义也感到迷茫……进而罹患心神之病，对健康危害极大，世人多有不察。

人类最高的享受是心神的享受，就是拥有信仰，实现价值的愉悦感。一切社会活动，从学问、道德、艺术，或从事经商、企业等，无不是心神的活动，一种信仰的展现。它可以转化为一种价值观，一种灵魂，一种超越一切物质利益的目标，形成巨大的精神力量，让你百折不挠，勇往直前，内心愉快。因此，确立正确的信仰对于纠正人生狭隘的价值观、重塑商业伦理，对于治疗诸多心神疾病，具有超药物的特殊功能，疗效确切。

人生命的价值何在？这是一个简单而特别深奥的问题，当人们静思时才能察觉到，也有人是到了生命的弥留之际才在遗憾中想到这个问题，可惜为时已晚。

信仰可以是一个主义，或宗教，或是某一人、某物，或是一种空灵的东西。把你的心灵放在高贵的信仰之处，你会感到心宁神静，有一种不可言表的人生满足！

世界上不少科学家、企业家、成功人士……他们选来选去，在日理万机、应接不暇、焦躁难解甚至罪孽、失败时想到了宗教，想用宗教引导自己找到信仰，企图明白生命的真正答案。实际上，信仰只是一种私人的心神体验，答案都是朦胧的、不确定的。如道家、儒学、佛学、基督……探讨仁德、仙神、上帝、成佛等，都是生命过程的哲学问题，其理都离不开中华心范畴与中华岐黄医学的心神论，与本书所讨论的心病防治紧密相联。

鉴别上述这诸多问题，皆非本书所能说透，还是请哲学家去研究吧！对于我等凡人来说，不必期望过高，只要过得顺利，健康少病，快乐就行了。当然，就是这样一点不高的目标，也是一种奢求。经过自己的努力，抓住一个信仰，只要适合于你，就算圆满幸福了。

曾经有人说，中国人缺信仰，这话不对。从古到今，很多人尊崇儒家、信奉老庄，这就是信仰。实践证实，这是指导人生最有价值的信仰。

"以出世的精神，做入世的事业。"这就是一种信仰。"出世"，学习道家超然物欲、虚静无为、淡泊明志、宁静致远的精神；"入世"，是要吃人间烟火，有儒家兼济天下、学以致用，有"天行健，君子以自强不息"的奋斗精神！在信仰的引领下，在生命的过程中，不管风平浪静，还是黑云压城，都要不忘信仰，锲而不舍，孜孜以求，就一定能战胜一切干扰心神的邪恶！去实现平安与健康！

每一个人都需要信仰，应该愉快地、自由地选择自己的信仰，采用认可、笃信、敬重、崇拜、追求的方法，找到自己的心神锚地，心安理得，这样对心病的防治有很好的效果。

二十五、幸福疗心法

幸福与不幸福这是人类的心神体验。健康的元神之府（大脑）是体验幸福的物质基础。努力让自己感到幸福，对防治诸多心神病有效。

幸福并非物质的满足，富翁与当官的不一定都幸福。穷人想有钱就幸福，乞丐有饭吃就幸福，病人想能活下去就幸福，光棍说有老婆就幸福，盲人能看见光明就幸福。幸福来自和谐的人际关系，包括社会、家庭等多方面。在友好、仁爱的人际关系中，可以产生有益于治疗心神病的产物，如痛苦的倾诉、快乐的分享、困惑的互助、对人的宽恕、情绪的克制和心存的感恩等，都是宝贵的超药物疗法，可让您跟家庭成员更亲近，婚姻更美满，更喜欢与朋友、邻居交往，远离孤独寂寞，保护元神之府，过得轻松愉快、健康幸福。

对于那些极度沉迷于自我，以致用任何方法都无法挽救的人来说，培养对外部事物的兴趣，是获得幸福的唯一方法。

总而言之，幸福只是一种心态，当你自觉满足、领悟和知足时，就是幸福。

二十六、穴位养心法

1. 操作方法
点压、按揉、拿捏、搓擦、叩击、捶打、针刺、艾灸。

2. 穴位功用
①三阴交：三阴共补，滋阴养血而柔神，缓解更年期诸症，又有"妇科主穴"之称。

②内关：宣神气之郁，开使道之闭，安神。

③太冲：主静，疏肝理气。

④水沟：督脉、手足阳明经之会，可醒神、醒脑开窍。

⑤百会：振奋阳气与精神，健脑安神。

⑥印堂：调理督脉，调神醒脑。

⑦四神聪：健脑益智。

⑧足三里：足阳明胃经之主穴，有健运脾胃、滋血养心、镇心安神、清心除

烦功能。

⑨阳陵泉：疏肝理气，安定神志。

⑩膻中：任脉主穴，缓解生活、工作之心累感，解郁闷。

⑪涌泉：肾经之井穴，具有补心肾、固本元，调节元神之府的作用。

⑫关元：益精补肾，调神强壮。

二十七、学点佛学疗心病

儒、道、释是中华文化重要的组成部分，佛学在东汉初年传入中国后，融汇儒道理念，对生命过程与现象的认识较为深刻，对心病的防治有不少可取之处。鉴于相关佛学经典，文辞深奥，完全读懂很难，这里仅介绍一点点，供参考。

对于各种各样的心病，患者感受各不相同，有极端想法者，甚至认为"活着，比死了还难受"。有位患者曾流泪自述，每天没有一件事能令他高兴，"如果不是想到我的老母亲，早就跳楼了"。在他看来，活着是受罪，死反而是一种解脱与逃难。

那么，他们为什么这么难受？从佛学的观点来看，烦恼的根源在于异常的心神执着，执着于一个狭隘的"我"。

事情应该按照"我"的意愿发展，如果相反，就郁闷；"我"说的话，别人必须照办，否则就生气；"我"安排的工作，别人必须做得完美，稍有差错就生气；甚至有时自己跟自己较劲，"我"做的事达不到"我"预期的效果就不完美，也有挫败感，难受失望等。

佛学有一些理论，通过调整"三观"，让人内心平静安宁，慈悲祥和，对于减轻郁闷等心病有一定的帮助。

具体的方法有以下几种：

一是时时刻刻都有感恩的心。对自己拥有的一切，心存感恩。没有人应该对你好，或者应该帮助你。帮助过你的人，对你好的人，要以感恩之心待之。

推而广之，对大自然赐予的一切感恩，吃到的粮食，沐浴到的阳光，听到的鸟鸣。如果对获得的事物觉得理所当然，缺乏感恩的心，就会缺少快乐的重要来源。

比如，同样是摔一跤，有人会想："我怎么这么倒霉？为什么别人没摔，偏偏我摔了？"这样越想就越生气。乐观的人会想："还好没摔在玻璃碴上，还好没有摔骨折，太幸运了！感恩！"同样一件事，不同的心态，产生不同的情绪。感恩的心，会让你减少生气的机会。

有的人，每天一醒来，就想："又要去上班了，好烦人呀！"有的人，每天醒来第一个念头是："我又看到了今天的太阳，太感恩了，多一天生命，离自己的目标更近一点，为家人多尽一天责任，为社会多做一天贡献。"带着这样愉快的心情和满满的正能量，积极开启新的一天。

二是应该"戒贪，少欲，知足"。佛学认为，痛苦的来源之一，是常与人比较、攀比，永远不知足，并感叹命运不公或运气不好。其实这样是在为难自己，是烦恼的根源之一。

有人在别人眼中年轻有为，但自己却不快乐，因为他觉得"水平不如自己的人，官当得比我大，钱挣得真让人眼红"。事实上，"水平"是否真的不如自己，只是个人观点，即便别人真的在某方面不如你，但一定也有另外的优点或过人之处。

在生活和工作中，要懂得欣赏别人的优点，不要总拿自己的长处去"量"别人的短处。"尺有所短，寸有所长"，要善于发现和学习他人的优点。

三是凡事先做换位思考，有一种包容大度的心态。佛学认为，因缘而聚，无缘则不可能遇见。今天的陌生人或许曾在某世是自己的亲人。处世为人，应该像尊敬自己的母亲、无条件包容自己的孩子一样，用爱心与宽容去对待身边的人、陌生人乃至动物等一切众生。

过去，挤公交车有种现象，站在车门外时，大喊"往里面走几步，挤一下"。自己上车后，则喊"后面的不要上来了，挤不下了。司机快点关门开车，莫耽误时间。"类似"专门利己"的思维模式，生活中不乏例子。

就以候诊来说。有人来看病，临时找医生加号。加号的看病顺序在正号后面，等了 1 小时后，这人不耐烦了，生气地说："我坐了这么久了，凭什么挂正号的就能看？"还有的人以各种理由比如有急事等，去跟护士吵，要求插队先看。

如果换位思考一下，这些挂正号的患者，有的凌晨四点就在寒风中排队，如果换成自己家的老人如此辛苦，你肯定会理解并心疼他们吧？排在前面的七八十岁的老人，有的刚从住院部拔掉输液管，坐着轮椅在等待，如果是你自己的父母，你一定不忍心去插队吧？！更重要的是，医院的规则是先正号后加号。不遵守规则，凡事只考虑自己，容易自寻烦恼。多从他人角度看问题，体谅理解他人，心胸才会宽大，负面情绪也会逐渐减少。

观念一转变，很多烦恼自然会消失。站在别人的立场处理问题，心胸和格局会更宽广。

四是面对困难，坦然接受，积极应对，保持良好心态。生活中，有些人遇到不顺或困难，容易产生抱怨、愤怒等负面情绪。久而久之，形成恶性循环，遇到小事就生气，控制不住情绪。佛学认为"境由心造"，当你心态平和，相信"一切都是最好的安排"，就能"境随人转"，至少不会成为"情绪的奴隶"。

五是以慈悲心看待一切事物，特别是那些需要帮助的弱势群体，包括动物。佛学讲"慈悲为怀"，多做利益他人的事情，会令自己内心充满愉悦。

如何理解"慈悲心"？佛学讲的"慈能予乐，悲能拔苦""无缘大慈，同体大悲"。即使是跟你无缘的、非亲非故的人，遇到灾难困苦，你也会感同身受，像自己或至亲蒙受苦难一样感到难过、心痛，不由自主地想要帮助他们。

总之，念头一转，心宽了，事儿就变小了。当你发自内心地生起慈心和悲心，就不会再为鸡毛蒜皮的小事烦恼，心病不知不觉就缓解了。

二十八、学会自知疗心法

古人有云："知人者易，自知者难。"还有"自知者明"的经验之谈。人世间真有其理。据临证所见，不少心神疾病之因，多与患者"不自知"有关。"自知"就是要了解自己、懂得自己！听到此话有些人马上不高兴！认为我自己，形影不离，对我自己一定比别人更为清楚。

其实不然，大文豪苏东坡就有诗云："不识庐山真面目，只缘身在此山中。"大意是说世间的人与事，离的越近、越亲密，有许多不了解，离你较远的旁人反而看的更清楚！

多数人容易看到自己的优点，看不见自己的缺点，这就容易导致骄傲自大，总认为自己最正确，如此导致家庭不和、邻里吵架、同事关系紧张等，久而久之，纠结不解，就会成为失眠、烦躁等心神疾病的因素之一。

此外，有些心病患者没有自信心，过于悲观，这也是不自知，看不见自己的优势和希望，形成抑郁、焦虑等心神疾病。

还有些人过高估计自己的能力，把工作与生活的目标要求订得过高，苛求自己去完成，当完不成时又十分自责而苦恼，这也是一种不能自知的表现，常是许多心病之源。

正确的方法，是在平时的学习与生活中，应客观地评价自己，实事求是地认识自己，"人无完人"，每一个人都是既有优点也有缺憾的，你自己应该勇敢地去承认、接受。当你一时间看不清自己的时候，应该真诚地到亲友中去请求指点，有时别人的一句话，你会豁然开窍，提高你对自己的认识。有了这个基础，再理智地去设计自己人生中的一切计划，这样会更加顺利、愉快和幸福！当然也可减少许多心神病的干扰。

二十九、验案示范疗心法

同病相怜，这是一种最普通的心神效应。在大社会里，有着相同经历的人，甚至一个出生地相同的所谓"家乡人"都有亲和力。在医药界，患有相同疾病，或有着相似痛苦的人，他们之间感同身受，互相间必然有共同语言，信任度也要比其他人群高得多。常常有这种现象，邻居大妈的一句忠告，比自家爸妈的唠叨、医者的嘱咐影响力大得多。

如果有一个心病患者的成功验案，让他现身说法，声情并茂，把治疗的过程、获得康复的感想说出来，榜样的力量是无穷的，如此可以给患者增强信心，也能学会一些方法与技巧，有不可替代的超药物疗效。

在验案示范疗法的实施中，医者先要查询有关病案资料，撰写验案文稿，要求详实、具体，有数据、有图片，并制作视频、配音解说。临床需要用时，医者应根据患者的病情、证型、年龄、性格、文化程度、生活经历等，进行个体化辨证选案，选用最适合于患者证型的那种验案。在家人的陪同下，安排到超药物治疗室聆听演讲、观看视频。每次30分钟，每周2～3次，并让患者说说体会。

值得说明的是，演讲者（可以是医者）一定要具有较高的水平与素质，语言精练而风趣。演讲的目的是为了与听者交流，不是灌输一大堆观念，因为观念永远无法改变人们的心，也无法获得真正的领悟。如果能让患者与家人在同一体验的环境中达到会心的交流，便可出现超越说教式的深度理解，获得配合与支持，可以调动强大的力量，其效果堪与总统竞选时的演讲相当。

三十、音乐悦心法

音乐和机体中的节奏、音调和情绪的波动联系非常紧密，它能够和情志的波动或其他心神反应建立一种独特的交流方式。音乐回荡，令人陶醉，有一种超凡脱俗之感，在你心中油然而生。

中医早有音乐疗心病的记载。如《儒门事亲》说："忽笛鼓应之，以治人之忧而心痛者。"元代朱震亨也说："乐者，亦为药也。"

音乐可以启发灵感，放松身心，自我鼓励，利于康复。音乐能够将拥有不同经历、不同背景、不同态度的人凝聚在一起。

听音乐最简单的方法就是纯粹为了乐声悦耳，我们完全不做任何思考，单靠乐声的吸引力本身就孕育着一种不用动脑筋而又引人入胜的境界。不知不觉你就心悦神往了，其治疗康复作用是超药物的，世界上没有任何方法可奏效，音乐就神奇般地做到了。

患者如果非常愤怒、紧张或激动时，旁人无法交流，勉强交流适得其反，这时音乐就是一种直接交流的形式。

所有的音乐都有一种表现力，乐曲的音符背后都有某种含义，这种含义归根结底就是这部乐曲想要说的话，是这部乐曲的内容。内容是什么？这是无法用普通语言能表达的。换句话说，音乐所反映的感情世界，所表现美的主题，是很难用完全满意的词语来描述它的，只能靠自己静下心来，增强对音符本身的感受力，才能起到悦心疗病的神效。

研究证实，音乐的曲调、节奏、旋律、音响等，有不同程度的镇静、安眠、兴奋和止痛等作用。

对心病患者，医者及其家属还必须细心观察患者的思想和动作特点，有针对性地选乐曲，没有合适的经典乐曲时，可以编写乐曲，以最大限度地适合患者，使之产生共振与共鸣，这称之为音乐的个体化疗法。如观察到患者手指颤动的节奏与众不同，或对某种音响有特别反应，或听到一些音乐就产生兴奋，这些反应哪怕是微小的，不易被人发觉的，也十分宝贵有效。医者可以为之制定个性化的音乐，如弦乐、铜管乐、打击乐，甚至是餐具的敲打声音，以及一些非音乐的声音，都是很有帮助的。

在选乐中主要依靠患者的喜好，量心定制，令人舒服即可。一般来说，中年女性可选《梅花三弄》，琴曲有养心安神、和中缓急、调节情志的作用；《春江花月夜》适合心绪烦躁、易怒失眠者聆听，具有安神定志、舒肝解郁之功；对一些阳虚气弱者，见情绪低落、兴趣不浓、忧郁嗜睡、疲乏无力者，可以选听雄壮、豪放、刚健、嘹亮、气势磅礴、节奏感强的激扬兴奋类乐曲，如《解放军进行曲》《金蛇狂舞》《赛马》《黄河大合唱》《男儿当自强》《运动员进行曲》《保卫黄河》，以及《塞尔维亚理发师》的选段"快给大忙人让路"等。

如果心中存在万般难解之"怨"与"恨"，生活处在抱怨、埋怨、怨天尤人，甚至因怨生恨，不仅伤害自己的心肝，而且可能造成积怨伤人，十分危险，建议听听古曲《昭君怨》，条件允许可以学习弹奏《昭君怨》，借琴音抒发怨恨情绪，化解哀怨，使积怨平复。

小提琴协奏曲《梁祝》，优美的主旋律表现了梁山伯、祝英台真挚纯朴的爱情；歌曲《在那银色月光下》表现了新疆年轻小伙子对往事的深浓依恋和对美好爱情的纯洁向往；《春节序曲》展现了一幅春节热烈欢腾的场面以及情深意浓的亲情相依；童年的歌，总是令人难忘，《让我们荡起双桨》不但有优美的旋律，更有着诗一般的歌词。如果工作学习特别忙碌或因纠纷精神紧张，音乐可缓解焦躁的情绪，让人心灵放松，比如肖邦的《降 E 大调小夜曲》恬静优美的旋律和精雕细琢的钢琴织体仿佛描绘着大自然的夜色；同样，中国的二胡曲《月夜》，作者创造一种"宁静"的意象，对皓月当空的描写，将淡淡的惆怅转化为对美好未来的向往；古诺版的巴赫《圣母颂》曲调柔美委婉、纯净朴实，音乐表情细腻丰满，表现了作者对真善美的向往，让听者找回心灵之乐。

值得注意的是，现场去听音乐，效果比听录音要好得多。因为人们对乐曲的理解，是随时变化的，每场演出都是全新的，许多因素在现场交汇，气氛与情绪完全不同。

三十一、饮食舒心法

我国的茶为养性雅志之物，茶作为饮品、药品和礼品，在全世界是享有盛名的。茶能治疗疾病，有清头目、除心烦、消食、解毒之功。茶具辛香之味，能宁神、开窍、通气。古有"宁可三日无粮，不可一日无茶"、"一日无茶则滞，三日无茶则病"的说法。

茶为何如此受历代人们的欢迎，据体验，茶之味与气尤其让人心旷神怡，一句话就是有"舒服"之感，其实就是通心神、畅心气、通使道的作用，心神通，五脏安和，焉不舒心？

故若你精神不振、思维欠清、兴趣低落，甚至工作效率不佳、记忆力下降、哈欠频频……都可以选您自己喜爱的茶叶，不论绿茶、红茶、白茶、黑茶还是普洱茶，如铁观音、下关龙井、碧螺春等，确有舒心安神之功。

适当吃些发酵食品，如泡菜、豆豉、豆腐乳等对缓解心神病也有一定作用。据研究表明，发酵食品中的益生菌，有利于改善胃肠道的内环境，可以影响人们的心情，缓解社交恐惧与焦虑，特别对一些喜怒无常、焦虑、嫉妒、沮丧、孤独等心病患者有治疗效果。

中医认为"甘能缓"，缓解心情过激。有的人称为"借食消愁"或者叫作"甜蜜的放松"。研究发现，含糖的食物能抑制人类对压力的反应，减少精神紧张。这是因为富含碳水化合物的食物可以增加大脑中色氨酸的含量，可以参与调节情绪，令人心情愉快。足球赛场上，那些紧张的主教练们大多嚼着口香糖，也有一定道理。即使不饿，当心神不安时，口中就放一颗水果糖吧！

糯黄小米（即《内经》之秫米），补心通神。用小米、粳稻大米按 1 ：5 的比例，煮稠粥，常服，有解郁闷、补益心脾、利眠睡作用。李时珍云："治阳胜阴虚夜不得瞑。"张景岳说："其性味甘黏，能养营补阴。"

黄花（又名萱草花、金针菜、忘忧草），干燥黄花 10g，木耳 10g，新鲜黄瓜适量，加食盐、葱、油少许，煮汤服，清香可口，具有安心神、润肺燥的作用。

高粱米，养心安神，红色入心，通心包络，利眠睡。用高粱米 100g，清水煮沸，待高粱米软熟时，滤出其汁水，服用水；或用水熬药，不吃高粱米。

辣椒：辛温，通心阳，燥湿浊，消阴霾，活血通络，发汗行气，通大便。红色辣椒治心胸郁闷、心神使道阻塞不畅尤妙。但应据胃肠情况酌用剂量，太多恐伤胃肠。

三十二、阅读疗心法

阅读令人快乐，又是一种诱导心静的简便方法。如果非常想读某一本书，坐下来，翻开第一页，宁心静气，旁无别意，一直追随书中的思路、人物和情节，让大脑保持活跃，是缓解压力的有效办法。如果一小时读下来，感觉是一种享受，那就称"悦读"。真正意义的悦读，等于"精神休假"，可以作为某些心病的辅助疗法。

当今文盲已基本绝迹，读书（读报刊杂志也行）是少不了的精神生活，当今手机、电脑简直成了"万科全书"，不过看手机上的支离破碎之书那是浅阅读，实践证明有害无益。还是读纸质书吧！

对于一些用药物疗效不显，有的副作用大，旧病未愈，新病又加，全身不适，坐立不安，或心烦易怒，或焦虑纠结，不妨找一本你觉得非读不可的书来读，或许书能让你心宁快活！

英国健康与临床医学研究所的专家认为，给心病患者开"图书处方"是一种不错的疗心方法。患者平时在家阅读由医生严格筛选的权威书籍，为心病患者提出建议与自疗技巧，每周进行一次疗效反馈！

1. 爱读书的人比不爱读书的人具有明显的"生存优势"。

书籍还能增强"同情心、社会认知和情商"，可以缓解心理压力。读书令人安静，每天读书的时间越长，寿命就越长。

2. 至晚从 12 岁到青春期之间，必须养成读书的兴趣，否则会严重影响到一生的智力发育。

"书者，舒也。"读书可以调节人的心理，对心理性疾病的治疗效果是确切的。与书交朋友，进入书中的角色，就会达到忘我、忘物的境界，任何烦恼、不快、牢骚、无奈都会云消雾散的。在读书中收获兴奋、快乐、舒展和好心情，对身心健康的好处自然是无穷的。关于这一点，南宋胡仔《苕溪渔隐》说得好，他认为书"辞义典雅，读之者悦然，不觉沉疴去体也"。著名学者梁启超把书的这些作用概括为四点，即熏陶、动情、感悟、超脱提升。好的书籍犹如一名技艺高超的心理医生，人在阅读的过程中，通过精神－神经－血管－内分泌通路的协调，使血液循环、新陈代谢的功能不断得到加强，人与书中情节的共鸣，可以产生出认知趋同、灵魂净化、意志振奋的效果。

读书还有预防老年痴呆症发生的作用。

图书治疗医师会根据患者表现出的不同精神状态开出"读书处方"，给求诊者介绍相关的文学、科技、娱乐类书籍，对烦躁失眠、神经衰弱、抑郁、精神分裂等病颇具效果。读书时，如果能加上必要的朗读，还能起到放松紧张情绪、加深呼吸、排出病气的作用。

3. 读诗养心。古今中外，诗歌是最富情感的文体，如果你有一定的文化，可以先读诗、诵诗，然后自己写诗，能够陶冶情操，安宁心神，治疗诸多心病。

4.观赏绘画也是一种有益的阅读，让你心驰神往，跃跃欲试，可解心中沉闷。

三十三、智力训练法

如有明显焦虑，或有一定呆病倾向者，可采用此几种方法。根据患者情况，使用一项或几项交替进行，病情在好转过程中可逐渐加大其难度，每周 2～3 次，每次 20 分钟。患者亲友陪伴参与，要求灯光明亮，环境顺应患者喜好。如：

1.穿珠子。找 20 粒珠子，直径 3cm 左右，中间穿孔，用麻线穿，反复训练。

2.录制一些亲友的话语声及笑声，不定期在患者房间回放，每次 20 分钟即可。

3.一个人拍球，或两人抛球，训练左右手足协调。

4.拼图训练，先拼图案的边，逐渐向中心拼去。

5.钱币存储，并记录。

6.搭积木，学珠算。

7.朗读报刊或诗歌。

三十四、助人乐己法

帮助别人，不是为了当模范，更不是为当圣人，而为了让自己快乐！

每一个人身边无时无刻都会有值得我们去帮助别人的时候，举手之劳，别人获益，口碑点赞，自己会很快乐，这种快乐对健康有益，对疗心病有效！

中国传统有"严以律己，宽以待人"的美德，"大度包容"是一个人素质的综合体现，有这种高尚的情操，即使对伤害过你的仇人，当他需要帮助时，你如果不计前嫌，伸出援手，更能令你快乐，被助者也更加会被感化！

有一项美国的研究发现，在老年女性中，无论是否感到被人原谅，只要她们原谅了别人，诸多心神疾病（失寐、焦虑、烦躁、抑郁等）症状就会明显缓解。

有一位王女士，五十多岁，夫妻恩爱，儿女双全，有车有房，衣食无忧。退休后便用心经营她的小家庭，屋里屋外打扫的光亮整洁、一尘不染。可是她自己要求高，并不满意，心里总是空空的，有时心慌，似乎掉了东西一样，惦记着家里某个角落还不干净；衣服被子稍有一点褶皱，都觉得不舒服；时常抱怨自己围巾颜色不理想、耳环圈小了点、早餐搭配不合营养要求等；到商场购物总是无法停下来，样样都想买，停不下来……缺乏舒适、快乐和安全感。家务让她忙得头晕眼花，久而久之，她很少外出与同事朋友交流，性格也从热情温柔变得急躁易怒，出现眼睑下垂，面色萎黄，夜间睡觉容易惊醒，别人都以为她害病了。

后来，社区为留守儿童办了一个小小书屋，想请她去服务，开始她不愿去，在主任的劝说下，她勉强同意了。在书屋上班只是下午 4 点到 6 点，帮助小学放学后无家可归的孩子，照顾做作业，阅读课外书籍。有时也偶尔提供托管与晚餐！人们都亲切地叫她王老师！在不到三个月的服务中，她找回了价值与快乐！从心情到性格，从睡眠到容貌，都好像变了一个人，用她自己的话来说，现在我天天听到家长们的称赞、感谢，看到孩子们的笑脸，让我全身轻松，一点也不觉得累了！真是帮了别人，乐了自己！

三十五、祝说疗心法

《内经》祝由之法包括心神咨询、语言暗示，这是一种医患语言交流与咨询的方法。说什么？如何说？《灵枢·师传》记得很清楚："告之以其败，语之以其善，导之以其所便，开之以其所苦。"即医者要用通俗生动的语言告知患者疾病的成因、病变机理及其危害，鼓励患者树立战胜病魔的信心，配合治疗，指出疾病向愈可能，清除苦恼与恐惧。具体方法，医生可据患者的病证辨识，设计一些个体化的方法。如：

1. 以情胜情法

《素问·阴阳应象大论》总结有恐胜喜、悲胜怒、怒胜思、喜胜忧、思胜恐的疗法。

如果患者忧思伤脾，食不知味，胃胀胃痛，可采用激其发怒的方法，以怒胜思，脾病诸症因而得解。

2. 情感转移法

针对因过度纠结某事或某人，导致心神疾病所采取思绪转移的心病治疗方法，如情感转移、注意力转移、意念转移、疼痛感转移、瘙痒感转移等，劝导患者减少一人独处家中看电视、看手机、玩游戏……多参加集体活动，多与亲友交往，或多一些外出旅游等，以转移心神的专注点，达到移情畅情之功。

3. 劝导释疑法

通过语言或生动的故事，甚至设计特殊环境进行暗示，解除患者过多的怀疑、猜测或担心，以治疗穷思竭虑、偏执强迫的心神疾病。

4. 顺意从欲法

古人云："善和人者，谓之顺。"方法是因势利导，顺应患者意愿欲求，先给语言与情绪上的满足，让患者接纳认同医者的能力，然后认定一个共同的适度目标，放弃过去非理性的强求，以减轻紧张与压力，恢复自我快乐感受，获得生活与康复的信念，增加积极向上的主动性。

附录

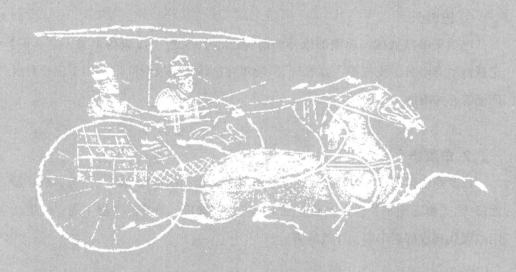

一、疗心中药选要

1. 巴戟天

巴戟天补精通郁。典型的以补为通的疗心中药之一。《景岳全书·本草正》记载能"养心神，安五脏，益志气"。近年有巴戟寡糖胶囊问世，用于治疗肾虚郁证等心神疾病。

2. 白蒺藜

白蒺藜辛苦微温，苦泄温通。疏肝解郁，活血，能通畅真阳之使道，解心经之郁火。《慎斋遗书》以白蒺藜配伍干蜈蚣、露蜂房，治疗因气郁不通，使道闭阻或因久病成郁之阳痿，疗效显著。

3. 白蜡

白蜡又名蜡白、蜂蜡，为中华蜜蜂分泌的蜡质。甘，微温，收涩，生肌，止痛（《全国中草药汇编》）。

蜡白 3g，蒸鸡蛋服，每日 1 次。有补心安神之功，虚证更有效（《内科临证辨治录》冉品珍著，四川科学技术出版社 1988 年 2 月）。

据报道，日本筑波大学国际综合睡眠研究所最新研究称，天然化合物二十八醇可减轻精神压力，帮助恢复正常睡眠。该化合物存在于蜂蜡、甘蔗、多胚芽油、米糠油中。可见，白蜡有补通使道的作用，民间也多用白蜡治疗心神病者。

4. 百合

百合清心安神，养阴润肺。主治失寐，多梦，虚烦惊悸，精神恍惚。

5. 柏子仁

柏子仁养心、安神，止汗、润肠。主治心悸怔忡，虚烦不寐，阴虚盗汗，肠燥便秘。

6. 半夏

半夏辛燥开通，沉重下达，降逆气而使神气归根。辛能通阳，燥可胜湿，使清阳得升，浊湿得降，故能通心神使道，以治多种心病。《内经》半夏秫米汤可为明证。

7. 苍术

苍术开郁消痰，化癖除癥。其辛温燥烈，善祛湿，治疗诸湿阴邪所致的不通阻塞，尤善通透阻塞之心神使道。

8. 草果

草果温太阴寒湿阻窍，治神倦而少言；芳香以达窍，通畅使道，能补火生土，驱湿浊以生清。唯舌白灰滑、腻而多津者为指征，宜量少而渐进，慎伤阴液。

9. 柴胡

柴胡升少阳之枢机，通心神之使道，以气为胜，故能宣通阳气，振举清阳。柴胡举陷者，实为通畅使道之作用也。临床以北柴胡根疗效更好。

10. 磁石

磁石镇惊安神，平肝潜阳，聪耳明目。

11. 大黄

大黄为一味功效最多、用途最广的中药。《神农本草经》称大黄"推陈致新""安和五脏"。推陈者，正所以行君之令；致新者，正所以调中化食，安和五脏者也。行君之令，必须心神使道通畅，一味大黄可令阻塞之使道畅通，从而实现安和五脏。如下瘀血之通、除血闭寒热之通、破癥瘕积聚之通、主留饮宿食之通、荡涤肠胃之通、通利水谷之通，皆在担任通畅使道之功，实有以通为补之效。如以大黄为君的大承气汤证用于治疗谵语、独语如见鬼状、发则不识人、循衣摸床、惕而不安、心中懊侬而烦、烦躁、郁郁微烦、其人如狂；以及柴胡加龙骨牡蛎汤证之胸满烦惊、谵语等皆心神之病证。《医学衷中参西录》载："治气郁作疼……能开心下热痰，以愈疯狂；降肠胃热实，以通燥结；其香窜透窍之力，又兼利小便。"可见大黄是一味治疗心病的神药，但用大黄因剂量过大可能腹泻、腹痛，应该通过炮制来减少副反应。

12. 淡豆豉

豆豉是以黄豆或黑豆为原料，经过蒸煮，冷却后加入曲菌发酵、盐渍，最后晒干而成的。豆豉可入药，历代医书均有记载，豆豉有解表除烦、透疹解毒之功。《本草纲目》言："黑豆性平，作豉则温，能升能散。得葱则发汗，得盐则能吐，得酒则治风，得韭则治痢，得蒜则止血，炒熟则又能止汗。"本品发汗力弱，有健脾胃、助消化的作用，故用于发汗解表时，配伍荆芥、薄荷、生姜、葱白等同用，疗效更佳。

淡豆豉能宣散开郁，调中除烦。除作药物外，也可佐餐、零食，甘美可口，去痰涎，明耳目，醒大脑，轻身耐老。

13. 灯心草

灯心草清心降火，利尿安神。主治心烦不寐，小儿夜啼。

14. 独活

独活祛风通心，宁悸止痒。《本经》载："主奔豚、痫痓。"清代陈修园《神农本草经读》阐释其义说："独活性温，味辛、甘、苦。苦能入心，辛可宣通……得火味以宁心。"又说："入心以扶心火之衰。""入心而主宰血脉之流行。"可见，独活不只是祛风止痛之药，还是一味通心气、通心阳之要药。此外，独活止痒之效，历代均有记载，盖"诸痛痒疮，皆属于心。"

传统多用重镇以求静安神，而独活配羌活、防风，乃风药多动，是以动求静，动静互根，颇合阴阳开阖之理。宋代许叔微《普济本事方》有独活汤（独活配羌活、防风、人参、前胡、细辛、五味子、沙参、白茯苓、半夏曲、酸枣仁、甘草）治疗心神使道不通，魂不得归，惊悸多梦，通宵不寐，心神不宁之病。其中独活动而通畅使道，心安宁，神能静，故用于定惊、安眠、壮胆，适当辨证加味即可，凡非阴虚内热的心病均可遣用。

15. 茯神

茯神宁心利水，平肝安神。主治惊悸、健忘、失眠、早醒。

16. 甘松

甘松开郁理脾，通心阳，剂量宜小，1～3g，水煎服。

17. 干姜

干姜温阳而具宣通之功，善通神明之"使道"，善治各种因寒阻心阳之疼痛。

18. 葛根

《神农本草经》载葛根："主诸痹。"痹，通闭，指各种闭阻不通，包括心神使道不通，本品为不可多得的上品。近年药理研究发现，葛根能解除血管痉挛，扩张血管，祛除瘀滞，调畅血行，正是"通使道"的现代解释。此外，葛根还能轻扬发散，升阳明清气，尤能散通郁火，这在心病治疗中大有用武之地。

19. 瓜蒌壳

瓜蒌壳配川贝母舒通郁病，专治痰浊阻塞之不通，善解胸胁闷胀之烦。治疗浊气阻滞，心绪烦乱，不可言喻者有良效。

20. 桂枝

《神农本草经》只言桂，曰牡桂、菌桂，《伤寒杂病论》言桂枝，《太平惠民和剂局方》又写作肉桂，皆桂枝也。

《神农本草经》称菌桂是"诸药先聘通使"，《名医别录》又说"宣导百药"。按《素问·灵兰秘典论》"使道闭塞不通"的"使道"学说，桂枝当为通畅心神使道第一要药。传统认为，桂枝通心阳即是此意。《本经》称桂枝功能"治结气……久服通神"。临床上包括脏腑血气、营卫津液之闭塞、郁结、壅滞、憋闷等，桂枝温散通阳，开泄之宣通之。实现这诸多不通者，关键在于打通"心神之使道"，君令下达而不闭塞，则五脏全身安和。

黄元御《药解》说得好："桂枝温散发舒，性与肝合，得之脏气条达，经血流畅，是以善达肝郁。经脏荣舒，而条风扇布，土气松和，土木双畅矣。土治于中，则枢轴旋转，而木气荣和，是以既能降逆，亦可升陷，善安惊悸，又止奔豚……大抵杂证百出，非缘肺胃之逆，则因肝脾之陷，桂枝既宜于逆，又宜于陷，左之右之，无不宜之，良功莫悉，殊效难详。凡润肝养血之药，一得桂枝，化阴滞而为阳和，滋培生气，畅遂荣华，非群药所能及也。"

此论之肝郁、气之升陷、心之惊悸，皆使道不通所致，遇此恒加川桂枝5～10g，据证增损，对于心病诸症良有益也。临床用桂枝者，多数仅在考虑阳气不足；不重视阳气不通者，乃不善用桂枝也。

21. 肉桂

肉桂温肾阳，引火归元，配黄连使心火得降，肾阳得复，心肾相交，治疗失眠、怔忡等心神病有显效。

22. 合欢花

合欢花解郁安神，理气和胃。《神农本草经》记载："主安五脏，利心志，令人欢乐无忧。"用于治疗心神不安，忧郁失眠，胸闷胁胀，食欲不振等。乃心神诸病之要药。

23. 红景天

红景天为藏族常用药，增力气，解热郁，通心开窍。治疗因心血不足，心神使道欠通之头晕、耳鸣、失眠、健忘以及高原反应者有良效。

24. 琥珀

琥珀安五脏，定魂魄，止心痛，镇癫痫，止惊悸，消瘀血，通五淋，具有镇惊安神之功。临证可代朱砂，治疗失眠、噩梦、心悸不安、烦躁等。研极细冲服，或入丸散。用配方颗粒剂更好。

25. 黄酒

黄酒又称清酒、料酒，味甘，微苦，性微温，行药势，厚肠胃。功善通行气血，入心通阳，解心神使道之阻塞，尤宜治疗心神诸病。黄酒还是很好的溶媒，利于复方中药有效成分的煎出。本品是一种低度米酒，以绍兴黄酒为上乘，亦称料酒，《伤寒杂病论》称为清酒，具有温阳散寒、活血通络、行药势之功，对心神之病有通畅使道的特殊作用。可用黄酒与水合煎，或用酒送服，或酒浸法、酒洗法，尚有补益通郁之效。炙甘草汤治心血不足、心阳不振，用清酒七升，即是此意。

26. 鸡子黄

鸡子黄入通于心，润下，补心中之血，镇心火之妄动。鸡蛋去清用黄，趁药液热烫时兑入即服，治心烦不寐良效。

27. 桔梗

《神农本草经》载桔梗："主惊恐悸气。"这是后世临床上所忽视的功效。天王补心丹用桔梗，是用其祛痰、通畅心神之使道，达到安神之功。《重庆堂随笔》载"宣心气之郁"，为治心病之要药也。

28. 菌灵芝

菌灵芝养心安神。主治虚劳乏力，失寐早醒，心悸健忘及虚劳诸证。

29. 麻黄

麻黄通九窍，调血脉，开通心、脑、血脉之使道与玄府。"气味清轻，能彻上彻下，彻内彻外，故在里则使精血津液流通，在表则使骨节肌肉毛窍不闭，在上则咳逆头痛皆除，在下则癥坚积聚悉破也。"（《本经疏证》）但临证剂量不可过大，老人、虚人尤当注意配伍，中病即止，不必尽剂。麻黄配升麻治阴寒之郁病，顿服之，从汗而解，发越郁阳之旨。

30. 牛黄

牛黄味甘凉，气清香。清心化痰，镇惊利胆，得日月之精，清心主之神。《神农本草经》载："主惊痫寒热。"功能息风止痉，豁痰开窍，清心解毒。用于热邪扰神，热陷心包，癫狂，失寐，心烦，抽搐，口舌生疮等心病。今有"体外培育牛黄"亦可代用。

31. 人参

《神农本草经》谓人参："主补五脏，安精神，定魂魄，止惊悸，除邪气，明目开心，益智，久服轻身延年。"

人参补心最善治心病，其特点是以补为通，心气一通，则五脏安和。《本草新编》谓："除烦闷，治善忘，非以人参为君，不能有奇效。"《千金方》开心散，即以人参配伍菖蒲、茯苓、制远志。治疗老年心病之健忘症，必用人参。

32. 麝香（人工麝香）

麝香之香，气能远射，历代称为诸香之冠，最能通畅心神之使道。对于心神诸病，凡有不通气郁者，首选麝香，功能醒神开窍、通经络、消肿痛、活血散瘀。《本草纲目》载："盖麝香走窜，能通诸窍之不利，开经络之壅遏。"《医学入门》也有"通关透窍，上达肌肉，内入骨髓"的记载。应注意的是，剂量宜小，大则欲速不达，反而耗气。天然麝香难得而昂贵，人工麝香也同样有效，一般多入丸散。

33. 生地黄汁

心热而失眠者，用生地黄汁清心凉血。

34. 生姜

《神农本草经》载生姜："去臭气，通神明。"《本草求真》说："气味辛窜，走而不守……开郁散气。"其辛窜化浊，尤善通心神之使道，常配石菖蒲启闭开窍，直达心脑，治疗卒中神昏闭证。

35. 生铁落

生铁落镇心安神。用于顽固性失眠、烦躁、癫狂之实证。先将生铁落煎水，去生铁落，用其水煎药。

36. 石菖蒲

石菖蒲能"开心窍，补五脏，通九窍，明耳目，出声音，主耳聋……久服轻身，不忘，不迷惑，延年"（《神农本草经》）。

老年心血不足，神识不清、记忆减退等心神病，咸可用之。

37. 酸枣仁

酸枣仁宁心，安神，敛汗，养肝。主治虚烦不得眠，早醒，惊悸，怔忡。

38. 蜈蚣

蜈蚣性能入脑，善通元神之府。通心络之功，是血肉有情之通心上品，不可轻视。

39. 夜交藤

夜交藤养心安神，通络祛风。主治失寐，多汗，身痛，瘙痒。

40. 茵陈

茵陈开郁而清利湿热，舌苔厚腻之心病必用之。《医学衷中参西录》称："其性颇近柴胡，实较柴胡之力柔和，凡欲提出少阳之邪而其人身弱阴虚不能任柴胡之升散者，皆可以茵陈代之。"可见和解枢机，通达使道，茵陈可选。

41. 淫羊藿

淫羊藿味辛行散开郁，入肝心，善解妇人脏躁之郁而不通。补腰膝，强心力，益智安神，是以补为通的要药。

42. 玉竹

滋心阴，安心神，除烦闷，主聪明，润而不腻。主治烦渴，心悸，怔忡，少眠。

43. 郁金

郁金入心，行气解郁，清心利胆。《本草衍义补遗》载郁金"治郁遏不能散"。痰浊蒙蔽心窍者，用郁金尤验。

44. 远志

《本经》上品，"益智慧，耳目聪明、不忘，强志倍力"；安神定心气，宁心，止惊悸，安魂魄，开心窍。

45. 灶心土

灶心土60g，水化澄清，用上清水熬药，治失眠、心悸，配天王补心丹。

46. 贝母

贝母开郁散结，清热化痰。用于热痰阻滞使道的多种心神疾病，如心中烦热，或气郁血滞之胸闷乳胀、疼痛有结者。《本草别说》载川贝母"治心中气不快多愁郁者殊有功。"一般认为，川贝母善解无形之气郁，浙贝母适用于有形之痰郁。

47. 珍珠母

珍珠母，孕育珍珠的贝壳，性平，功能清肝安神潜阳。

珍珠性寒，质重坠，功能养心安神、镇心定惊。用于惊悸怔忡，癫痫惊风。据《本草汇言》记载：珍珠治疗惊悸怔忡、癫狂恍惚、神志不宁及小儿气血未定，遇触即惊。炮制时，必须加工极细，现代有纳米级珍珠粉更容易吸收。

48. 栀子

栀子清热解郁，除烦安神。主治心烦懊侬，积热心躁，不得眠睡，心神颠倒，精神不安难以明言者。

二、心病方剂索引

（按音序排列，方名后数字为条文序号）

心病求辩

三、心病病症索引

四、主要参考文献

陈碧琉，郑卓人．灵枢经白话解．北京：人民卫生出版社，1962

陈庆惠．老子庄子直解．杭州：浙江文艺出版社，1998

成都中医学院．伤寒论讲义．上海：上海科学技术出版社，1964

冯友兰．中国哲学简史．北京：北京大学出版社，2010

胡适．中国哲学史大纲．北京：东方出版社，2012

江妙津．中医心神学说与临床．北京：人民卫生出版社，2009

（清）柯琴．伤寒来苏集（附伤寒论翼伤寒附翼）．上海：上海卫生出版社，1956

（印度）克里希那穆提．生命之书：365 天的静心冥想．胡因梦，译．南京：译林出版社，
2012

匡调元．太易心神学．北京：中国中医药出版社，2018

（英）蕾切尔·达恩利 – 史密斯，海伦 M. 佩蒂．音乐疗法．陈晓莉，译．重庆：重庆大学
出版社，2016

（明）李时珍．本草纲目．北京：人民卫生出版社，1975

梁漱溟．人心与人生．上海：上海人民出版社，2011

林语堂，张振玉．苏东坡传．长沙：湖南文艺出版社，2012

刘长林．中国象科学观：易道与兵、医．北京：学苑出版社，2016

楼宇烈．中国文化的基本精神．北京：中华书局，2017

马烈光．中医养生学．北京：中国中医药出版社，2012

南怀瑾．楞严大义今释．上海：复旦大学出版社，2012

南怀瑾．论语别裁．上海：复旦大学出版社，2000

南怀瑾．易经杂说．上海：复旦大学出版社，2000

南怀瑾．老子他说．上海：复旦大学出版社，2000

南怀瑾．孟子旁通．上海：复旦大学出版社，2000

南怀瑾．禅宗与道家．上海：复旦大学出版社，2000

聂世茂．黄帝内经心理学概要．重庆：科学技术文献出版社重庆分社，1986

聂世茂，聂华．实用七情气病学．重庆：重庆大学出版社，1995

秦家懿.王阳明.北京：三联书店，2014

曲丽芳.中医神志病学.上海：上海科学技术出版社，2015

王冰次.黄帝内经素问.北京：人民卫生出版社，2012

王洪图.中医药高级丛书·内经.北京：人民卫生出版社，2012

王辉武.老医真言.北京：中国中医药出版社，2014

王辉武.伤寒论使用手册.北京：中国中医药出版社，2013

王辉武.中医百家药论荟萃.重庆：重庆出版社，1997

王觉仁.王阳明心学.北京：民主与建设出版社，2015

（清）王士雄.温热经纬.北京：人民卫生出版社，1963

（明）王阳明.王阳明全集.上海：上海古籍出版社，2014

（明）王阳明.传习录.南京：江苏凤凰文艺出版社，2016

（清）吴瑭.温病条辨.北京：人民卫生出版社，1963

星云大师.金刚经讲话.北京：东方出版社，2016

徐衡译注.金刚经·心经.济南：山东画报出版社，2013

徐子宏译注.周易全译.贵阳：贵州人民出版社，1991

许富宏评注.鬼谷子.北京：中华书局，2013

（清）叶天士.临证指南医案.上海：上海人民出版社，1976

于智敏，王燕平.永炎医说.北京：人民卫生出版社，2011

（明）张介宾.景岳全书.北京：人民卫生出版社，1991

张立文，（日）福田殖.走向世界的陆象山心学.北京：北京人民出版社，2008

张立文.中国哲学范畴精粹丛书·心.北京：中国人民大学出版社，1993

张义敬，张宏.太极拳理传真.重庆：重庆出版社，2005

后记

　　为了本书的主题与撰写，我曾做了多年读书和学习的准备，继后的选题论证、文稿写作、临床印证，以及审读、统稿、定稿等，自我感觉为心病的辨识与治疗打开了一个崭新的视野，让我认识到心神之使道，在沟通机体神、气、形，维持生命和治疗心病中的重要作用，但愿这不是一种学术强迫症吧。书中多种初识琐碎，能表露一点心中所悟，能去临床体验一下而又提高了一些疗效，那是三生有幸！刘勰《文心雕龙》赞曰："生也有涯，无涯唯智。逐物实难，凭性良易。傲岸泉石，咀嚼文义。文果载心，余心有寄！"此之谓也。

　　说实话，对于心神疾病，还有许多未知，疗效也不尽如人意，服务方式远未到位，患者、病家很不满意，亟待提高水平，造福民众！然而，因文化不自信等诸多因素影响，导致本来具有优势的中医中药处于尴尬境地。多年来，对于心病，业内医者少有人关注，患者病家更不知晓，众人竞相追逐西学，寄望于西医之心理专科，效果如何？病家最有发言权。

　　鉴于这种现状及笔者在临床上的亲身感受，对于"心神疾病"，中医中药和相关的超药物疗法，确是首选的优势之项，在临床上应该信心百倍地用起来。西方心理学应该学习参考借用，但不可照搬，更不能不动脑筋地去追随，必须坚持"我主人随"的原则，加快继承与研究步伐，总结经验，推广应用。

　　当然，本书所提出的各种初识假说、介绍的方剂与药物，以及超药物疗心法均为雏形，衷心期望读者在运用中讨论和改进，并在争鸣中完善提高。

　　在这里，我还要慎重提议，各位应向中华中医药学会学术顾问温长路教授学习，感谢他在序言中对本书篇章设计提出了十分有价值的建议。虽然我尚未来得及改正，但我将其视为唤起对本书学术争鸣的先导。如有不吝向书中观点发起评判者，必是吾师！

王辉武

2018 年 8 月 25 日

于綦江横山